DU TÉTANOS

PATHOGÉNIE — TRAITEMENT

PAR L'HYDRATE DE CHLORAL

PAR

Le Dr SOUBISE

PARIS

IMPRIMERIE DE A. PARENT

IMPRIMEUR DE LA FACULTÉ DE MÉDECINE

31, rue Monsieur-le-Prince, 31

—

1870

DU TÉTANOS

PATHOGÉNIE — TRAITEMENT

PAR L'HYDRATE DE CHLORAL

PAR

LE Dr SOUBISE

PARIS

IMPRIMERIE DE A. PARENT

IMPRIMEUR DE LA FACULTÉ DE MÉDECINE

31, rue Monsieur-le-Prince, 31

1870

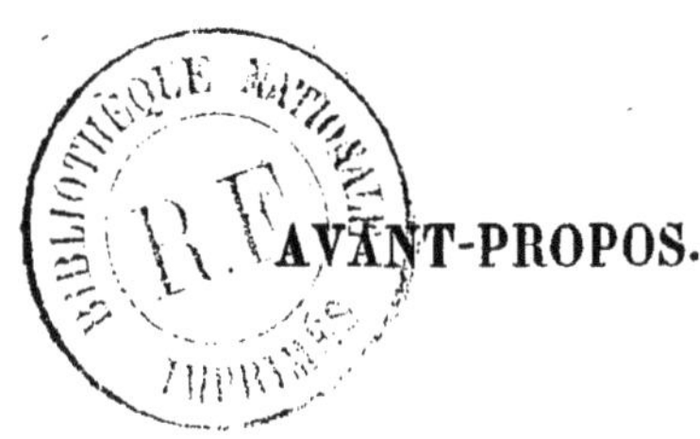

AVANT-PROPOS.

« Pendant la période empirique de la médecine, qui sans doute devra se prolonger encore longtemps, la physiologie, la pathologie et la thérapeutique ont pu marcher séparément, parce que, n'étant constituées ni les unes ni les autres, elles n'avaient pas à se donner un mutuel appui dans la pratique médicale. Mais dans la conception de la médecine scientifique, il ne saurait en être ainsi ; sa base doit être la physiologie. La science ne s'établissant que par voie de comparaison, la connaissance de l'état pathologique ou anormal ne saurait être obtenue sans la connaissance de l'état normal, de même que l'action thérapeutique sur l'organisme des agents anormaux ou médicaments, ne saurait être comprise scientifiquement, sans l'étude préalable de l'action physiologique des agents normaux qui entretiennent les phénomènes de la vie. »

C'est sous l'inspiration de cette pensée de M. Cl. Bernard (*Introduction à l'étude de la médecine expérimentale p.* 6) que nous avons conçu le plan de notre travail. Expliquer à l'aide des données physiologiques, des phénomènes que les auteurs anciens se sont bornés à constater sans en comprendre la genèse, établir d'après cette connaissance de la physiologie pathologique de la maladie, les règles d'une médication rationnelle, tel est le but que nous nous sommes efforcé d'atteindre.

Nous n'avons point la prétention d'émettre des idées entièrement neuves. Nous voulons simplement défendre, dans la limite malheureusement trop restreinte de nos moyens, une théorie pathogénique du tétanos dont le germe se trouve dans les écrits de plusieurs auteurs contemporains, théorie qui est celle de MM. Verneuil, Brown-Séquard, Jaccoud et de plusieurs autres savants.

Notre travail comprendra trois parties : Dans la première nous traiterons certains points de la physiologie qui se rattachent spécialement à notre sujet : le tétanos étant pour nous le résultat d'une modification fonctionnelle de certains organes, nous avons cru indispensable d'étudier d'abord les propriétés de ces organes à l'état normal.

Dans la deuxième partie nous chercherons à faire voir par quel enchaînement de circonstances, le fait normal prend un caractère morbide.

Enfin, dans la troisième partie nous essayerons de déduire les indications thérapeutiques de la connaissance du mode pathogénétique de la maladie et nous partirons de ce point pour exposer une médication nouvelle qui nous semble avoir une supériorité marquée sur toutes celles qui l'ont précédée.

Nous manquerions à la reconnaissance, en n'exprimant pas, dès le commencement de cette thèse, nos remercîments à M. le professeur Verneuil, pour la bienveillance qu'il nous a témoignée pendant la durée de nos études médicales et les bons conseils qu'il nous a donnés dans ces derniers temps.

DU TÉTANOS

PATHOGÉNIE ET TRAITEMENT PAR L'HYDRATE DE CHLORAL

PREMIÈRE PARTIE.

DES PHÉNOMÈNES RÉFLEXES.

C'est à Prochaska, ainsi que l'a démontré M. Longet, que revient l'honneur d'avoir observé et décrit le premier les mouvements réflexes.

En 1812, Legallois rappela l'attention sur le pouvoir excito-moteur de la moelle épinière séparée de l'encéphale. Il vit que si l'on divise la moelle épinière par des sections transversales, en plusieurs tronçons, chacun de ces tronçons devient un centre de mouvements réflexes.

Lallemand de Montpellier (1818) ayant eu l'occasion d'observer des fœtus anencéphales, vérifia l'exactitude des opinions émises par Prochaska et Legallois sur le pouvoir excito-moteur de la moelle.

Beyer publia en 1830 une observation remarquable qui démontre que la moelle peut agir indépendamment du cerveau. Obligé de faire la céphalotripsie pour terminer un accouchement difficile, il vit le fœtus mutilé respirer, s'agiter et crier quelques instants après son extraction.

Fodera, Herbert-Mayo en 1823, M. Calmeil en 1828, publièrent également des recherches physiologiques intéressantes.

Cinq ans plus tard (1833) parurent les travaux de Marshall-Hall et ceux de J. Müller qui donnèrent à certains phénomènes déjà connus, mais mal interprétés, leur véritable signification.

Cet aperçu historique que nous venons de tracer rapidement n'a d'importance au point de vue du sujet qui nous occupe, que pour rappeler l'état des connaissances physiologiques à l'époque où parurent les premiers travaux sérieux sur le tétanos.

Nous passerons maintenant à l'étude des phénomènes réflexes proprement dits, et, nous exposerons aussi brièvement que possible l'état actuel de la science sur ce point de la physiologie.

M. Béclard (n° 1, page 968) définit l'action réflexe. « La propriété en vertu de laquelle des *mouvements* succèdent à des *impressions*, sans que ces impressions aient été *senties* ou *perçues*. »

Cette définition est vraie dans la plupart des cas, toutefois, ainsi que le fait remarquer M. Vulpian (n° 2, p. 394), il peut y avoir des actes réflexes dans lesquels le cerveau joue un certain rôle (clignement des paupières, lorsqu'on approche rapidement le doigt de l'œil). Ce sont alors des phénomènes réflexes avec *sensation* consciente; mais dans ces cas le rôle du cerveau n'est qu'accessoire, la volonté res'e complétement étrangère aux mouvements provoqués, elle ne peut les empêcher. Une définition à la fois simple et complète serait donc celle-ci : le mouvement réflexe est un mouvement *involontaire*, succédant à une impression faite sur nos organes.

Or, que faut-il pour que ce mouvement réflexe se produise: 1° Irritation des extrémités périphériques des fibres nerveuses sensitives ; 2° transmission de cette irritation à un centre nerveux ; 3° réflexion sur les fibres nerveuses motrices qui, dans le cas le plus simple, font contracter le muscle correspondant à la partie irritée.

Cette irritation, divers agents peuvent lui donner naissance; ce sont : les excitations mécaniques, les irritants chimiques (alcalis, acides), les irritants physiques (électricité), et enfin les irritants physico-chimiques.

Nous nous contentons pour le moment d'étudier les excitations mécaniques, nous réservant de parler plus loin de celles que nous avons énumérées après. Notre but en agissant ainsi est d'appeler l'attention, sur le véritable siége de ces irritations. En effet, le degré d'excitabilité des nerfs sensitifs est loin d'être la même sur tous les points de leur trajet, cette excitabilité très-vive aux extrémités périphériques est beaucoup moins marquée dans les troncs nerveux. C'est là un fait que les expériences de Marshall Hall répétées par M. Vulpian et celles de M. Longet ont définitivement établi.

Chez une grenouille empoisonnée par la strychnine, on détermine immédiatement des convulsions en touchant même légèrement la peau d'un membre, tandis qu'une excitation beaucoup plus forte de la surface dénudée de l'autre membre ne détermine aucune réaction spasmodique.

Nous avons à examiner maintenant quelle est la partie de la moelle où s'opère cette transformation d'une impression sensitive en mouvement. Tous les physiologistes admettent aujourd'hui que cette partie c'est la substance grise, et telle était déjà l'opinion de Legallois en 1812 (n° 3, tome 1). « C'est à la substance grise exclusivement, dit M. Longet, qui emprunte lui-même cette citation à Marshall-Hall, qu'on pourrait réserver le nom de *vraie moelle épinière*. (N° 5, p. 259, tome III.)

La substance grise seule est formée de cellules nerveuses (Kœlliker, Funk), ainsi que nous l'apprend l'anatomie microscopique. La substance blanche est formée uniquement de fibres nerveuses et de névroglie ; nous savons aussi que les fibres des racines antérieures ne sont que les prolongements des cellules des cornes antérieures de la substance grise et que les fibres des racines postérieures viennent aboutir aux cornes postérieures de la même substance. Si maintenant nous admettons l'existence des prolongements signalés par MM. Jacabowitch et de Lenhossek, prolongements qui feraient communiquer les cellules antérieures entre elles, les cellules postérieures également entre elles, les cellules antérieures d'un côté avec les postérieures du même côté, nous comprendrons parfaitement comment la cellule sensitive impressionnée réagira sur la cellule motrice pour produire un mouvement réflexe. Cette concaténation des éléments de la substance grise nous explique encore l'irradiation dans toute l'étendue de la moelle d'une irritation violente, et les mouvements réflexes généralisés que l'on observe fréquemment. C'est de cette irradiation que veut parler M. Claude Bernard (n° 5, p. 315), quand il dit : « Le caractère des actions sensitives est de se généraliser. » M. Flourens (n° 6) appelle la moelle épinière : « *L'organe de la dispersion des irritations.* »

M. Vulpian après avoir répété les expériences de M. Brown-Séquard et de van Deen, n'hésite pas à affirmer que la transmission des irritations excito-motrices se fait par la substance grise et par n'importe quelle partie de cette substance.

L'expérience faite par ces physiologistes consiste à faire deux hémisections de la moelle à une assez grande distance l'une de l'autre, et portant l'une sur la moitié droite, l'autre sur la moitié gauche de l'organe; dans ces conditions on obtient encore des convulsions des quatre membres en excitant l'un d'eux.

Les cellules de la substance grise sont donc bien le siége du travail inconnu en vertu duquel l'impression est transformée en mouvement, et de plus c'est dans cette même substance que s'opère la dispersion des irritations.

Le mécanisme des actions réflexes étant connu, voyons quels sont les phénomènes qui s'y rattachent. Nous prendrons pour guide dans cette étude l'excellente classification dont la science est redevable à M. Longet.

M. Longet (n° 4, t. III) divise les phénomènes réflexes en quatre classes et pour chacune de ces classes donne les exemples suivants :

1° *Mouvements réflexes des muscles de la vie animale succédant à l'irritation des nerfs sensitifs de la vie animale*. Ex. : Claquement des dents. — Tremblement général après l'immersion prolongée dans un bain froid. — Mouvements spasmodiques de la glotte. — Éternument. — Mouvements respiratoires. — Clignement. — Spasme et tremblement qui s'emparent d'un membre après une brûlure, après l'application d'un moxa. — Tétanos. — Convulsions dues à l'odontalgie, à l'évulsion d'une dent, à la présence d'un névrôme. — Secousses convulsives qui précèdent l'*aura epileptica*. — Vomissement.

2° *Mouvements réflexes des muscles de la vie animale succédant à l'irritation des nerfs sensitifs de la vie organique.*— Lombrics. — Convulsions. — Éclampsie due aux douleurs de l'accouchement. — Convulsions hystériques annoncées par des douleurs intolérables de l'utérus, des ovaires, de la région solaire.

3° *Mouvements réflexes des muscles de la vie organique succédant à l'irritation des nerfs sensitifs de la vie animale.* — Impression sur le nerf optique, mouvements dans l'ouverture de la pupille. — Impression brusque du froid, contractions de l'intestin. — Expérience de Muller, qui chez une tortue de mer parvint à déterminer une contraction instantanée des cœurs lymphatiques d'un côté (ceux-ci étant depuis longtemps inertes), en pinçant fortement la patte de derrière ou en stimulant la peau avec la pointe d'un instrument aigu.

Actions réflexes résultant du conflit entre les nerfs sensitifs (céphalo-rachidiens ou bien sympathiques) et les nerfs vasomoteurs par l'entremise de la moelle épinière, de la moelle allongée, des ganglions sympathiques; produisant des dilatations et des contractions des vaisseaux avec toutes leurs conséquences (anémie ou hyperémie suivant que l'on a affaire à une excitation légère et de peu de durée, ou bien à une excitation intense et de plus longue durée).

Nous placerons ici l'opinion de M. C. Bernard qui admet (n° 5, p. 342) que les ganglions puissent jouer le rôle de centres d'actions réflexes, et donne à l'appui de cette opinion l'exemple du nerf lingual qui transmet au ganglion sous-maxillaire les excitations qu'il reçoit et détermine la secrétion salivaire par l'entremise des filets que ce ganglion envoie aux vaisseaux de la glande.

M. Longet croit que les ganglions nerveux ne peuvent être considérés que *jusqu'à un certain point,* comme des centres d'action réflexe.

4° *Mouvements réflexes des muscles de la vie organique succédant à l'irritation des nerfs sensitifs de la vie organique.* — Dilatation de la pupille accompagnant les affections vermineuses. — Secrétions diverses qui accompagnent le travail de la digestion. — Irritation du grand sympathique à la hauteur des deux premiers ganglions thoraciques, provoquant des contractions réflexes énergiques de l'intestin grêle (Cl. Bernard). Contractions étendues de l'intestin survenant chez les grenouilles décapitées (Wolkmann), quand on pince les parois de ce canal.

Nous pensons que dans ce dernier cas, les ganglions nombreux que l'on remarque sur le trajet des nerfs provenant des plexus de Meissner et d'Auerbach, ganglions que signale M. Hénocque (n° 7, mai-juin 1870), peuvent jouer le rôle de centres réflexes.

Il nous reste maintenant à passer en revue les influences qui peuvent modifier les phénomènes réflexes.

Causes d'exaltation. Les lésions qui séparent de l'encéphale la moelle tout entière ont pour résultat constant d'accroître l'excitabilité de la substance grise. Différentes théories ont été émises pour expliquer ce phénomène. Certains auteurs ont admis qu'i y a dans la moelle séparée de l'encéphale une sorte d'accumulation du pouvoir réflex. Cette explication n'est généralement pas admise.

M. Setchenow (n° 8) a cru trouver des centres modérateurs de l'action réflexe ; un de ces centres aurait son siége dans les tubercules optiques (Exp. sur les grenouilles). M. Vulpian ne croit pas à l'existence de ces centres, par cette raison que l'intensité des mouvements réflexes croissant à mesure que l'on enlève des portions plus considérables de moelle, il faudrait admettre non-seulement que le cerveau exerce une influence modératrice, mais encore que chaque tronçon de la moelle exerce une influence du même genre sur la portion située en arrière de lui.

Cet auteur croit plutôt à une concentration de l'excitation sur la substance grise, par suite de la section des filets sensitifs qui montent directement au cerveau par les cordons postérieurs.

Les piqûres et les lésions de la moelle produisent encore une exagération de son excitabilité, ainsi que le démontrent les travaux de M. Brown-Séquard (n° 9, p. 472).

Nous citerons ici textuellement un passage emprunté aux leçons de M. Vulpian et qui vient à l'appui de la théorie du tétanos que nous proposerons bientôt :

« Il peut se produire, dit cet auteur (n° 2, p. 443) une modification de la moelle et une exagération de son excitabilité, sans lésion directe de cet organe, comme le montre par exemple le tétanos qui survient dans quelques cas à la suite des plaies. L'excitation des nerfs sensitifs intéressés dans la plaie va agir sur la substance grise de la moelle, en y déterminant une irritabilité exagérée, et produit une stimulation réflexe, soit permanente, soit par accès, de certains nerfs moteurs; d'où les spasmes toniques qui caractérisent cette affection. »

L'exaltation du pouvoir excito-moteur de la moelle peut enfin être produite par certains poisons. La strychnine porte l'excitabilité de la moelle à un degré, tel que l'on voit apparaître chez l'animal intoxiqué tous les symptômes du tétanos le plus violent.

M. Cl. Bernard (n° 10, p. 39) croit que ce poison atteint directement le nerf sensitif. M. Stannius avait également prétendu que la strychnine agit sur les racines postérieures.

MM. Brown-Séquard, Bonnefin, Martin-Magron et Buisson (n° 11, p. 659) ont démontré que le tétanos strychnique résultait de l'augmentation primitive de l'excitabilité de la moelle.

MM. Martin-Magron et Buisson (n° 11, p. 481, tome II) ont pu réussir à empoisonner directement la moelle au moyen d'injections de sulfate de strychnine dans le canal rachidien, chez des grenouilles auxquelles on avait enlevé le cœur. Ces expérimentateurs parvinrent également à empoisonner directement la moelle au moyen du curare. Dans ces deux cas ils déterminèrent des contractions tétaniques. Ils firent aussi la contre-expérience, et, au moyen d'injections sous-cutanées, empoisonnèrent les extrémités. Dans ces cas la strychnine et le curare produisirent des paralysies.

De tout ceci ils tirent cette conclusion : 1° Que le curare et la strychnine agissent l'un et l'autre sur la moelle et les extrémités ; 2° que pour avoir des convulsions avec le curare il suffit d'empoisonner la moelle avant les extrémités nerveuses ; 3° que pour ne point avoir de convulsions avec la strychnine, il faut empoisonner les extrémités avant la moelle.

Il n'y aurait donc point lieu, comme le pensait M. Cl. Bernard, de diviser les poisons en poisons des nerfs sensitifs et poisons des nerfs moteurs.

Causes d'affaiblissement. — Une excitation violente ou très-prolongée de la moelle détermine un affaiblissement du pouvoir excito-moteur.

Les convulsions produites par la strychnine peuvent amener ce résultat, mais l'irritant le meilleur et le plus puissant, c'est l'électricité.

« Le changement physique résultant de l'action de l'électricité dit M. Cl. Bernard n'est nullement en rapport avec l'intensité du courant, mais bien avec la rapidité du changement de force et de direction de l'électricité. Aussi, les courants d'induction sont-ils plus convenables pour ces sortes d'expériences. » Ils agissent en produisant un changement brusque dans l'état électrique du nerf.

A l'appui de cette assertion, M. Cl. Bernard rapporte l'expérience qui consiste à plonger dans le sel marin l'extrémité d'un nerf moteur de grenouille resté en communication avec son muscle, ou bien à placer une grenouille vivante dans un courant d'air qui lui enlèvera son humidité. Dans ces deux cas les muscles entrent dans une espèce d'excitation tétanique, due à la dessiccation active qui s'opère.

Les muscles de l'animal ainsi tétanisé, tomberont dans le relâchement sous l'influence de l'électricité. « Dans un cas, comme dans l'autre, dit l'auteur, l'état physiologique du muscle a donc été changé sous l'influence du nerf moteur, et suivant les circonstances, l'électricité peut produire le tétanos ou le faire cesser s'il existait déjà. »

Ces détails s'appliquent, il est vrai à l'électrisation du nerf moteur. Mais on obtient également une résolution complète et la suppression des actions réflexes en soumettant une grenouille à une faradisation généralisée (n° 2). La commotion des centres nerveux produit également une abolition momentanée de l'excitabilité de la moelle.

Dans ces différents cas, il se fait une modification très légère de la substance grise, modification qui échappe à nos moyens d'investigation.

Une interruption subite et complète de la circulation dans la moelle épinière entraîne l'abolition de l'excitabilité de la moelle. Le rétablissement du cours du sang détermine au contraire le retour de la motilité et de la sensibilité.

Il faut toutefois que cette interruption n'ait pas été de longue durée, car dans le cas contraire l'irrigation sanguine ne pourrait plus dissiper les modifications subies par la substarce grise.

L'expérience remarquable de M. Brown-Séquard sur un chien décapité (n° 9) chez lequel il rappelle les manifestations de la vie, en injectant du sang dans les carotides et les vertébrales, démontre bien l'influence du sang sur les centres nerveux.

Nous terminerons ici cette étude des phénomènes réflexes. Nous avions uniquement pour but de mettre en regard des faits pathologiques, les phénomènes normaux dont ils dérivent et nous croyons avoir assez insisté sur ce point de la physiologie normale pour aborder la physiologie pathologique.

DEUXIÈME PARTIE.

PATHOGÉNIE DU TÉTANOS.

Le tétanos a fixé l'attention des médecins dès l'enfance de l'art. Hippocrate en parle dans plusieurs passages de ses écrits. Il attribue une grande importance à la suppression de la transpiration cutanée, comme cause déterminante de cette maladie (n° 12, aph. 17, 18, 20, sect. V). Celse (n° 13, lib. II, sect. I. lib. IV, sect. III) la décrit exactement, et s'inspirant probablement de l'aphorisme d'Hippocrate, émet la proposition suivante : « Cette maladie cause souvent la mort dans les quatre premiers jours. Passé ce terme on est hors de danger. » Il parle ensuite du traitement, recommande d'éviter le froid, préconise les émollients, l'eau chaude sur le cou, les saignées et les onctions huileuses. Arétée (n° 14, lib. I, cap. 6) trace un tableau saisissant des symptômes de cette terrible maladie. Cœlius Aurelianus et Galien nous ont également laissé des descriptions du tétanos que n'ont point surpassées les écrivains modernes. Si nous consultons les nombreux travaux sur le tétanos publiés depuis les anciens jusqu'à nos jours, nous trouverons partout la même netteté dans l'exposé des symptômes, partout une énumération assez exacte des causes de la maladie, mais partout aussi nous verrons régner la même incertitude quand il s'agira d'exposer la pathogénie et la thérapeutique de cette affection.

Toutes les données que peut fournir l'observation, nos prédécesseurs les ont donc recueillies avec un rare talent. Ainsi, tous ont été frappés de l'influence du froid. « *Or*, dit Amb. Paré (n° 15, lib. IX), *le spasme survient quelquefois par trop grand froid, qui est ennemy du cerveau, de la moelle spinale et des nerfs.* » Mais s'agit-il d'expliquer la genèse de cette maladie, la relation de cause à effet, nous ne trouvons plus que de vagues indications.

C'est vainement qu'on cherche dans le livre remarquable de Truka (n° 16) la moindre explication pathogénique. Pour le traitement, l'auteur ne formule pas de règle générale et se borne à énumérer les différents moyens qui ont été employés, il signale entre autres (p. 442) un cas de tétanos guéri par l'électricité.

Heurteloup dans l'ouvrage qu'il publia en 1793 (n° 17), essaye cependant d'expliquer les spasmes tétaniques. Une fibrille nerveuse mal divisée, dit cet auteur, peut causer le tétanos. Il dit également (p. 10) que les vers intestinaux peuvent produire le tétanos en irritant les fibres nerveuses de l'intestin, et cite un cas dans lequel une grande quantité de noyaux de cerises accumulés dans l'intestin et qu'on ne put faire évacuer, produisirent le tétanos. L'auteur, après avoir passé en revue les différentes causes de la maladie, en tire cette conclusion, qu'elle peut être le résultat de tout ébranlement du système nerveux. Il pense toutefois que le tétanos n'est pas toujours la conséquence immédiate de cet ébranlement et que la douleur, la colère, l'inquiétude, le désespoir, en un mot les passions vives et tristes jouent un rôle important.

Fournier Pescay, dans un mémoire publié au commencement de ce siècle (n° 18), considère le tétanos comme une affection spasmodique, portée au plus haut degré d'extension, et il ajoute: « Cet accident est provoqué par l'irritation extraordinaire des systèmes nerveux et musculaire. »

Plus loin (p. 18), il rapporte l'observation d'un militaire, qui s'étant donné un coup de hache se brisa la première phalange de l'auriculaire ; le blessé plongea immédiatement son doigt dans l'eau froide. Deux heures après, il eut un frisson et bientôt fut pris du tétanos. Le malade périt quatorze heures après son accident, dix heures depuis la manifestation du tétanos. A la même page, nous lisons la note suivante. « Le citoyen Gillard et le médecin Boin, ont vu à Breda un militaire saisi incontinent du tétanos, pour s'être mis dans un bain froid, ayant très-chaud. Il y a succombé. »

Ces deux faits sont intéressants à plusieurs points de vue. Nous les invoquerons bientôt à l'appui de la théorie pathogénique que nous proposerons, théorie qui doit faire le principal objet de cette seconde partie de notre travail. D'ailleurs, nous croyons inutile de nous appesantir davantage sur ce côté historique de la question, puisque les noms et les opinions des différents auteurs qui ont écrit sur le tétanos depuis le commencement de ce siècle, reviendront fréquemment dans le cours de la discussion.

Qu'est-ce que le tétanos ? Telle est la question que nous avons maintenant à nous poser.

Les différentes lésions que l'on a trouvées sur le cadavre des tétaniques ayant donné naissance à des opinions variées sur la nature de cette maladie, il est indispensable, avant d'aborder la pathogénie, de dire quelques mots de l'anatomie pathologique du tétanos.

Tout le monde est d'accord pour chercher dans une modification du système nerveux la cause de la maladie, mais quelle partie de ce système est atteinte, quelle est la lésion ? Avons-nous affaire à une maladie primitive du système nerveux, ou à une intoxication primitive du sang qui agirait par la suite sur le cerveau ou sur la moelle ?

L'intégrité de l'intelligence et de toutes les fonctions sensoriales, l'absence de lésion, dans le cerveau, ne permettent pas de placer dans le centre nerveux le siége du tétanos. Cependant, dans un travail récent publié en Allemagne, Rose (n° 19, p. 78) dit que l'insomnie, l'augmentation de température dans le tétanos doivent engager les anatomo-pathologistes à chercher les lésions tétaniques au niveau de la protubérance. Peut-être le cerveau est-il le siége du mal, dit cet auteur. Il signale une augmentation de dureté de cet organe et pense que l'analyse chimique fournirait peut-être quelques renseignements utiles. Il note également une augmentation de poids. Le cerveau d'Henschelmann qui mourut du tétanos pesait 1765 grammes. Neuf cerveaux de tétaniques qu'il examina pesaient en moyenne 1502 gr., 5, tandis que le poids moyen du cerveau de l'adulte est de 1424 gr.

Toutefois l'auteur avoue que cette statistique est insuffisante, et se contente d'attirer l'attention sur ce point de l'anatomie pathologique du tétanos.

Le tétanos est-il le résultat d'une lésion de la moelle? Si dans un grand nombre de cas on n'a pu constater aucune modification de l'axe médullaire sur les cadavres des tétaniques, il faut dire aussi que l'on a trouvé assez fréquemment des lésions très-appréciables. Gœlis et Thomson ont souvent constaté l'inflammation du bulbe chez les nouveau-nés qui avaient succombé au trismus. Dans une observation de M. Monod, la moelle était diffluente depuis la quatrième vertèbre cervicale jusqu'à la cinquième vertèbre dorsale (n° 20 p. 161).

Matuzinsky, au dire de Rose (n° 19, p. 75), sur vingt autopsies trouva seize fois la moelle malade. Larrey (n° 21 p. 87) a trouvé dans le canal rachidien une sérosité rougeâtre et des traces d'inflammation sur la moelle épinière. — Lockhart Clarke (n° 22) dit avoir trouvé dans deux cas une injection remarquable de la substance grise avec dilatation des vaisseaux et exsudation d'un liquide granuleux à la face interne de la pie-mère, mais il s'abstient de formuler d'après ces faits une opinion sur la nature du tétanos. Rokitanski et Demme ont signalé une prolifération de la névralgie (n° 23, p. 442), une sclérose au début, distribuée tantôt uniformément sur une certaine étendue, tantôt disséminée irrégulièrement. Tout récemment (n° 24, 19-21 avril 70) M. Broca disait à la Société de chirurgie, que dans sept autopsies de tétaniques il a pu constater des lésions. Ces lésions sont de deux ordres très-différents; l'une, générale consiste en une congestion de tout le tissu de la moelle; l'autre, locale, infiniment plus grave et caractérisée par un ramollissement, puis par une véritable diffluence de la substance médullaire, qui revêt une coloration rose et offre l'aspect de fraises qu'on aurait broyées dans du lait. « Si le point de départ du tétanos est dans les membres inférieurs, dit cet observateur, le renflement lombaire de la moelle est seul le siége de l'altération, tandis qu'on rencontre la lésion dans le renflement cervical, s'il s'agit des parties supérieures du corps. »

Un grand nombre d'autres médecins, dont nous ne croyons pas utile de citer les noms, ont vu des lésions de ce genre. Faut-il en conclure avec certains auteurs que le tétanos est le résultat d'une myélite ou d'une inflammation des enveloppes de la moelle? Blizard Curling (n° 25) dit que dans les cas où l'on a observé les lésions anatomiques bien tranchées de l'inflammation de la moelle, on a eu affaire à des myélites dont le véritable caractère avait été masqué par des symptômes tétaniques surajoutés aux symptômes ordinaires de cette phlegmasie.

Faut-il assigner à ces lésions un caractère primitif ou n'en faire que des lésions secondaires, c'est là ce que nous aurons bientôt à examiner.

Certains auteurs ont placé dans les nerfs le siége du tétanos et ont attribué la contraction à une névrite. M. Jobert a trouvé une fois tous les nerfs rouges et injectés (n° 26, p. 446). Rose (n° 19, p. 75) dit que le professeur Froriep a constaté dans sept observations une inflammation du névrilème qu'il a pu suivre depuis les nerfs voisins de la plaie jusqu'à la moelle. D'après le même auteur, Remak aurait trouvé dans deux cas, en 1860, une inflammation de même nature. Lepelletier (n° 27) avait déjà signalé des lésions analogues. Ces faits ont pu faire croire à certains médecins que le tétanos était le résultat d'une névrite.

Swan (n° 28, p. 310) émet cette opinion que le tétanos a son point de départ, sinon son siége essentiel, dans les ganglions du nerf trisplanchnique, il s'appuie sur des observations de Lobstein et de M. Andral, et sur les siennes propres. Dans ces cas on aurait trouvé une rougeur remarquable des ganglions semi-lunaires.

Nous ne ferons que mentionner ici les épanchements sanguins et les ruptures des muscles, la rougeur du pharynx, de l'estomac, l'engorgement des poumons que l'on peut constater dans certains cas. Ces épanchements sanguins avaient fait penser au docteur Stutz que les muscles sont primitivement affectés dans le tétanos.

De l'étude à laquelle nous venons de nous livrer, il résulte que dans le tétanos on a trouvé les lésions les plus variées, et que dans un grand nombre de cas on n'a constaté aucune modification, soit des nerfs, soit des centres nerveux. Comment donc alors attribuer à des lésions aussi peu constantes une maladie dont les manifes-tations sont toujours identiques? Pour nous, la plupart des alté-rations que nous venons de signaler sont secondaires; nous y voyons l'effet et non le point de départ de la maladie, et nous pensons avec M. Verneuil (n° 29, 12 avr. 70) qu'il faut demander à la physiologie l'explication des phénomènes tétaniques et des lésions qui les accompagnent fréquemment. Mais avant d'exposer et de discuter la théorie pathogénique à laquelle nous nous rallions, voyons quelles opinions règnent actuellement dans la science sur la nature du tétanos. Ces opinions peuvent être ramenées à deux principales. Ceux qui professent la première admettent que l'impression sur le système nerveux central se produit par l'intermédiaire des nerfs eisodiques (théorie nerveuse); les autres à l'exemple de Benjamin Travers fils et de Roser, croient à une altération primitive du sang qui agirait alors directement sur le muscle pour provoquer la contraction musculaire, par l'intermédiaire des nerfs exodiques (théorie humorale).

Disons tout de suite que les partisans de la théorie nerveuse sont de beaucoup les plus nombreux.

La théorie humorale compte encore aujourd'hui parmi ses défenseurs Billroth et Richardson.

« J'incline fortement aujourd'hui dit Billroth (n° 30, p. 428) vers une interprétation humorale du tétanos, et je considère cette affection comme une maladie d'intoxication spécifique, sans cependant être en état d'apporter des preuves à l'appui de cette opinion. La considération que le tétanos peut être limité, ainsi que je l'ai observé, à une extrémité, voire même à une main, parle, il est vrai, beaucoup en faveur d'une cause locale inhérente à un genre particulier de lésion nerveuse. »

Nous ne voyons pas ce qui peut faire *incliner fortement* M. Billroth vers une interprétation humorale du tétanos. Tout au plus pourrait-il invoquer l'analogie qui existe entre les spasmes tétaniques et ceux que détermine l'empoisonnement par la strychnine, analogie qui selon nous est plus apparente que réelle.

« Dans le tétanos, en effet, ainsi que le fait remarquer M. Martin-Magron (n° 9, t. II, p. 450-459) il y a contracture *permanente* d'un plus ou moins grand nombre de muscles avec exacerbations qui se manifestent par des convulsions générales ; dans l'empoisonnement par la strychnine il y a aussi des convulsions générales, mais dans l'intervalle de ces convulsions, tous les muscles sont au repos et ils n'entrent de nouveau en contraction *qu'après* qu'une irritation extérieure vient solliciter une nouvelle crise. »

C'est donc l'irritation périphérique qui détermine les convulsions ; il est vrai de dire que dans ce cas le pouvoir excito-moteur de la moelle étant exalté, une excitation très-faible suffit à produire des convulsions.

Dans une foule de circonstances il est impossible d'invoquer un empoisonnement pour expliquer la maladie. Tous les tétanos spontanés sont dans ce cas, et la science possède un certain nombre de faits dans lesquels on ne peut admettre une pareille explication.

Personne ne croira à une intoxication dans l'observation de Fournier Pescay (n° 18, p. 3), ni dans celle de Boin.

Il est également impossible d'admettre une semblable cause dans les observations suivantes :

Bardeleben (n° 23, p. 441) rapporte qu'un nègre s'étant blessé au pouce avec un fragment de porcelaine, mourut du tétanos un quart d'heure après. Mirbeck (n° 31) raconte qu'un enfant américain était en sueur lorsqu'il reçut de son compagnon de jeu un verre d'eau très-froide sur la poitrine, le spasme se déclara immédiatement et trois jours après l'enfant était mort.

Enfin l'observation récente de M. Bertrand (d'Elbeuf) (Voy. obs. IV) vient encore battre en brèche la théorie humorale.

D'ailleurs, si le tétanos était le résultat d'un empoisonnement, il serait possible en injectant dans les vaisseaux d'un animal du pus ou du sang recueillis sur un tétanique, de provoquer la même affection. Or, ces expériences ont été faites un grand nombre de fois par MM. Arloing et Léon Tripier (n° 32, p. 237) et le résultat a toujours été négatif.

Nous rejetons donc complétement la théorie humorale et nous nous rangeons à l'opinion de MM. Verneuil et Brown-Séquard (n° 33) qui considèrent les spasmes tétaniques comme des contractions réflexes succédant à une excitation des nerfs sensitifs.

— Nous disons que le tétanos résulte de l'augmentation du pouvoir excito-moteur de la moelle, et que cette exaltation de l'excito-motricité a son point de départ dans l'irritation des extrémités périphériques des nerfs centripètes.

Cette opinion est entièrement conforme à ce que nous apprend la physiologie et nous croyons pouvoir trouver dans la plupart des observations qui ont été publiées et dans l'examen des causes du tétanos la confirmation de ce que nous avançons.

Tous les auteurs signalent comme produisant surtout le tétanos les plaies des nerfs et principalement celles qui intéressent les extrémités périphériques. Larrey (n° 34), Dupuytren (n° 35, p. 471) disent que les causes les plus fréquentes du tétanos sont les blessures faites par des armes piquantes, déchirantes, écrasantes, celles qui sont compliquées de la présence de corps étrangers dans les tissus fibreux, celles qui affectent les nerfs sans les détruire complétement. Les plaies des régions riches en filets nerveux déterminent en effet le tétanos plus fréquemment que celles des autres parties du corps.

Dans une statistique que nous empruntons à Gimelle (n° 36) nous trouvons sur 199 observations 80 plaies des membres inférieurs, 72 des membres supérieurs.

Les brûlures sont assez souvent le point de départ de cette terrible complication, et dans certains cas, l'application d'un vésicatoire a été la cause première des accidents. Or nous savons que dans ces sortes de lésions (brûlures au 2° degré, vésicatoires) les papilles nerveuses, organes essentiellement impressionnables, sont mises à nu.

La physiologie nous apprend d'ailleurs (voy. 1re partie) que les extrémités périphériques des nerfs sensitifs sont beaucoup plus excitables que les troncs nerveux, qu'il suffit d'irriter légèrement ces fibres terminales pour déterminer un mouvement réflexe.

Le tétanos survient encore à la suite des grandes opérations, des amputations. Dans ces cas aussi il nous est facile de trouver dans l'excitation d'un nerf le point de départ de l'action réflexe. Plusieurs fois des filets nerveux ont été compris dans les ligatures de vaisseaux. (Larrey, n° 21, p. 103) cite un cas dans lequel le nerf médian était compris dans la ligature de l'humérale. Plus loin il rapporte l'observation d'un militaire qui fut pris du tétanos à la suite d'une amputation de la cuisse. L'irritation ou le spasme nerveux, suivant le rapport du malade, partait du point correspondant à la ligature des vaisseaux. Larrey soupçonnant qu'un des principaux cordons nerveux du crural était compris dans la ligature de l'artère fémorale coupa l'anse du cordonnet. Il y eut alors une amélioration notable des accidents tétaniques, et une application de fer rouge sur toute la surface du moignon, pratiquée plus tard, acheva la guérison.

Nous trouvons encore dans le même auteur un cas de tétanos succédant à une extirpation du doigt indicateur. Une collatérale avait été liée avec le filet nerveux qui l'accompagne.

Ces exemples qui ne sont pas très-rares nous permettent de dire que dans bien des cas, le tétanos survenu à la suite des opérations n'a pas eu d'autre cause.

Le tétanos vient assez souvent compliquer les plaies à une époque assez avancée de la cicatrisation. Nous trouvons dans ce cas le point de départ de l'excitation motrice dans la compression que font subir aux filets nerveux le rapprochement et l'adhésion des lèvres de la plaie. S'il nous fallait une preuve de cette influence des tiraillements cicatriciels, nous la trouverions dans les observations rapportées par Larrey, observations dans lesquelles nous voyons le spasme tétanique cesser à la suite de la destruction de la cicatrice au moyen du fer rouge.

Dans l'observation de M. Mollière (de Lyon) que nous rapportons

plus loin (Voy. obs. XI) cette influence de la cicatrisation sur le développement de la maladie a été constatée.

Enfin dans un grand nombre de cas de tétanos traumatique on a trouvé des corps étrangers susceptibles d'irriter les filets nerveux ; tous les auteurs citent le fait d'un malade de Dupuytren qui portait un nœud de fouet dans l'épaisseur du nerf cubital. M. Brown-Séquard (n° 32) rapporte un cas de Frerich dans lequel un morceau de potasse à cautère appliqué sur le nerf coraco-brachial a été le point de départ du tétanos.

Le soulagement immédiat que procura Larrey (n° 21), à un de ses malades en pratiquant la section du muscle surcilier, des nerfs et des vaisseaux du même nom, dans toute leur épaisseur, pour une éraillure d'une branche nerveuse du nerf sus-orbitaire ; l'observation récente de M. Letiévant (n° 37, 7 novembre 1869) dans laquelle la section du médian fit cesser les accidents tétaniques, quatre autres cas de guérison à la suite de névrotomie rapportés par ce chirurgien (n° 37, 22 mai 1870) viennent encore donner un appui à l'opinion que nous soutenons. Dans le cas où l'on a trouvé le nerf enflammé (Lepelletier, Froriep) il nous est facile de comprendre que cette inflammation a été le point de départ du stimulus.

Passons maintenant au cas de tétanos *a frigore*. L'influence tétanique du froid a été notée par tous les auteurs. Larrey (n° 34) rapporte qu'à la suite de la bataille d'Aboukir, les blessés furent transportés dans les hôpitaux d'Alexandrie. Dix d'entre eux s'étant trouvés exposés au serein et à la fraîcheur des nuits furent pris du tétanos et succombèrent. Après la prise de Yafa, quelques blessés placés dans un hôpital au bord de la mer, moururent de tétanos extrêmement aigu. La saison était pluvieuse.

Cet auteur rapporte aussi qu'après une journée très-chaude, nos blessés restèrent couchés sur le champ de bataille de Bautzen, exposés à un froid très-vif et le lendemain plus de cent militaires étaient atteints de tétanos.

L'irritation exercée au niveau de la plaie par un courant d'air froid est un stimulant capable à lui seul de déterminer des contractions réflexes. Nous en avons des exemples dans les crampes que détermine chez les baigneurs le contact de l'eau froide, et dans les contractions douloureuses de l'intestin provoquées par l'impression du froid sur la peau (Voy. 1re partie). La suppression brusque de la transpiration générale qui vient se joindre le plus souvent à ce phénomène local exerce aussi une influence que l'on ne peut mettre en doute.

De l'expérience qui consiste à produire artificiellement le tétanos chez une grenouille (Voy. 1re partie) en l'exposant à un courant d'air actif, nous pouvons conclure par analogie que le tétanos qui succède à l'impression du froid a, lui aussi, une origine réflexe.

Ceci nous amène à parler du tétanos *dit spontané*. Dans cette forme de la maladie, il nous sera encore facile de trouver le point de départ de l'action réflexe. Le tétanos spontané, rare à Paris, s'observe surtout dans les pays chauds, dans les saisons où la température passe rapidement d'un extrême à l'autre. Il est fréquent en Amérique, à Cayenne (Bajon N° 38) ; on l'observe aussi dans les climats froids ; il régna presque épidémiquement à l'hospice de Stockholm, en 1834. Il survient alors le plus souvent après un refroidissement, une émotion vive, une frayeur.

Nous venons de voir quelle est l'influence du refroidissement et quel est son mode d'action. La frayeur, une émotion vive, un bruit soudain agissent encore en produisant un ébranlement nerveux qui met en jeu le pouvoir excito-moteur de la moelle.

En 1830, Dupuytren (n° 35, p. 605) vit des coups de fusil, des pétards tirés autour de l'Hôtel-Dieu, le son des cloches de Notre-Dame, occasionner le tétanos chez des blessés.

a physiologie nous enseigne encore que des contractions musculaires peuvent succéder aux impressions des organes des sens,
ainsi qu'aux impressions morales. Nous citerons ici la contraction des fibres vaso-motrices (pâleur), l'horripilation, la syncope
causée par l'effroi.

On a signalé comme cause du tétanos l'abus des boissons
spiritueuses, la présence des vers dans l'intestin (Laurent de
Strasbourg a surtout attribué une grande importance à cette dernière cause), la constipation, la rétention du meconium chez
les enfants(Bouchut n° 39), la présence de corps irritants dans les
intestins, comme les noyaux de cerises dont parle Heurteloup
(n° 17 p. 2).

Dans tous ces cas, il nous est facile d'expliquer le spasme tétanique en invoquant le mécanisme de l'action réflexe. Toutes les
causes que nous venons d'énumérer agissent en irritant les extrémités périphériques des nerfs sensitifs qui se distribuent à l'intestin. (Plexus d'Auerbach et de Meissner voy. Iʳᵉ partie.) Le
travail de la dentition et les caries dentaires peuvent encore déterminer le tétanos; ici encore nous trouvons une irritation nerveuse.
D'ailleurs il est reconnu que la plupart des causes que nous venons d'énumérer peuvent produire par action réflexe des convulsions—éclampsie chez les enfants,—convulsions—épileptiformes
chez les adultes. — Or, le tétanos étant caractérisé par des accès
convulsifs implantés sur une convulsion généralisée, nous ne
voyons pas pourquoi l'on refuserait d'expliquer par le même
mécanisme des effets qui ne diffèrent que par leur intensité.

Nous ne dirons qu'un mot du *tétanos des nouveau-nés*.

Il ne diffère en rien, quant au mode pathogénique, du tétanos
des adultes. S'il succède à la ligature du cordon, il peut être
considéré comme un tétanos traumatique. Dans tous les autres
cas, ses causes sont celles du tétanos des adultes. L'impression-

nabilité plus grande de ces petits êtres nous explique sa fréquence.

Nous croyons avoir démontré qu'il est toujours possible d'expliquer les spasmes tétaniques par le mécanisme des actions réflexes, mais nous prévoyons une objection.

Pourquoi nous dira-t-on le tétanos débute-t-il par le trismus?

Nous répondrons à cela, que le tétanos ne débute pas toujours par le trismus; qu'il est assez fréquent de voir les spasmes tétaniques limités à un membre; que dans les cas de tétanos traumatique généralisé, le trismus a souvent été précédé de roideur musclaire ou de douleur dans le membre blessé. (Le malade de M. Cusco, ressentit des fourmillements dans le bras blessé avant l'apparition du trismus, obs. XII); et enfin que l'apparition rapide de cette contracture des mâchoires s'explique très-bien si l'on se rappelle ce que nous avons dit dans la première partie de notre travail, au sujet de la dispersion des irritations dans la substance grise de la moelle. L'origine des deux racines du trijumeau dans le bulbe, les nombreux prolongements qui mettent ces racines et les cellules auxquelles elles aboutissent en relation avec les nerfs voisins, nous expliquent comment l'excitation motrice est transmise au nerf masticateur.

Si, avec Schrœder van der Kolk et Stilling, on admet que le bulbe soit le siége de la perception sensitive, on comprendra encore mieux la facilité et la rapidité avec laquelle une irritation partie d'un point quelconque du corps sera transmise dans cette partie de l'axe cérébro-rachidien et transformée en incitation motrice.

Voyons maintenant s'il est possible, étant admise la nature réflexe du tétanos, d'expliquer les lésions que l'on a trouvées sur le cadavre.

La contracture violente et permanente des muscles nous explique la stase sanguine, la rougeur, la rupture des capillaires et les épanchements sanguins qui en résultent et enfin la rupture des fibres musculaires. Les congestions, les épanchements sanguins que maints observateurs ont pu constater dans les différents viscères de la poitrine et de l'abdomen, dans le médiastin postérieur, reconnaissent pour cause le genre de mort auquel succombent le plus souvent les tétaniques. La roideur musculaire, la contracture des muscles respirateurs et de ceux de la glotte déterminent effectivement la mort par asphyxie. C'est pourquoi nous ne devons pas nous étonner de trouver dans certains cas des hémorrhagies méningées ou rachidiennes, de la rougeur et même des ecchymoses de la muqueuse des voies aériennes. Toutes ces lésions sont évidemment le résultat et non la cause des spasmes tétaniques.

Quant aux lésions inflammatoires de la moelle qu'on a constatées dans certains cas, nous pensons avec Blizard Curling (n° 40), que souvent on a eu affaire à de véritables myélites ou à des méningites, auxquelles sont venus s'ajouter des symptômes tétaniques. Ce que nous savons d'ailleurs des effets de l'irritation réflexe nous permet encore de considérer ces lésions comme des altérations secondaires. La physiologie nous apprend, en effet, que sous l'influence d'excitations prolongées des nerfs sensitifs, la substance grise de la moelle subit certaines modifications (n° 33), qui consistent en une congestion localisée d'abord au niveau des racines des nerfs excités, mais qui peut devenir générale. Or, toute inflammation est précédée d'une congestion sanguine, et toute congestion sanguine peut devenir le point de départ d'une inflammation. Quoi de surprenant alors que dans certains cas de tétanos, dont la durée a été assez longue, nous puissions trouver les lésions de la myélite et celles du ramollissement ? Les faits cliniques sont d'ailleurs en parfait accord avec ce que nous enseigne la physiologie. On se rappelle que dans sept autopsies,

M. Broca a trouvé une congestion générale de la moelle et plusieurs fois des foyers de ramollissement.

Quant aux proliférations conjonctives signalées par Demme, Rokitansky et Lockhart-Clarke (n° 22), elles se rencontrent surtout, ainsi que le fait remarquer M. Verneuil (n° 29) dans les cas de tétanos chronique, et nous savons que ce processus morbide est toujours précédé d'un état congestif.

Nous dirons donc pour conclure que les lésions médullaires dans le tétanos sont toutes le résultat de l'excitation prolongée de l'axe gris. Dans les cas suraigus, nous trouverons une congestion souvent plus appréciable, cette congestion sera plus marquée et des points ramollis pourront même coexister avec elle, quand la maladie se sera terminée moins brusquement. Enfin, dans certains cas et surtout dans ceux où l'affection aura présenté un caractère chronique, nous trouverons les lésions de l'inflammation chronique (sclérose).

Passons maintenant aux lésions inflammatoires des nerfs dont M. Brown-Séquard (n° 33) dit avoir recueilli en tout trente-six cas. Ces lésions, quand elles existent, entretiennent une irritation des filets sensitifs, et par conséquent une excitation permanente de l'excito-motricité de la substance grise. On ne peut mettre en doute la nature réflexe des spasmes tétaniques qui accompagnent ces altérations. Quant à la genèse de cette névrite elle est des plus simples à concevoir, c'est une inflammation par propagation, dont le point de départ est à la plaie. Mais si cette névrite peut déterminer le tétanos, il ne s'ensuit pas qu'elle soit la cause nécessaire de cette affection, ainsi que le fait remarquer M. Brown-Séquard. « Il n'est nullement besoin, dit cet auteur, qu'une lésion visible existe dans un nerf, pour que celui-ci influence la moelle d'une manière fâcheuse. » Il rappelle plus loin à l'appui de cette assertion l'intégrité des nerfs affectés de névralgie.

Un mot maintenant pour terminer ce que nous avons à dire de la pathogénie du tétanos. Si nous considérons les spasmes tétaniques comme des phénomènes purement réflexes, cela ne veut pas dire que nous refusons à la moelle toute influence sur ces spasmes. Nous avous voulu prouver simplement que le point de départ des phénomènes convulsifs réside dans les nerfs sensitifs. La moelle excitée devient effectivement le siége d'un afflux sanguin, qui augmente son pouvoir excito-moteur, et cette exaltation de la faculté réflexe favorise à son tour la production des phénomènes convulsifs, en facilitant la transformation des irritations sensitives en mouvements.

Il est encore une objection à laquelle nous pourrons avoir à répondre.

Pourquoi le tétanos ne s'observe-t-il pas à la suite de telle ou telle plaie? Pourquoi la même blessure, les mêmes causes produiront-elles chez un malade, des effets qu'elles ne produiront pas chez un autre ?

Nous répondrons à cet égard qu'il faut, à côté de la cause occasionnelle, une prédisposition individuelle, que tous les malades affectés de vers intestinaux n'ont pas des attaques épileptiformes, que le travail de la dentition ne détermine pas des convulsions chez tous les enfants, que l'accouchement ne s'accompagne que rarement d'éclampsie. L'insuccès des expérimentateurs qui, comme MM. Arloing et Tripier (n° 32), ont cherché à produire artificiellement le tétanos n'a probablement pas d'autre cause. Ajoutons cependant que la difficulté de se placer dans toutes les conditions de milien voulues est encore une des raisons de la non-réussite des expérimentations.

Toutefois, au dire de M. Létiévant (n° 37), M. Brown-Séquard aurait pu réussir une fois à produire le tétanos en enfonçant un clou dans la patte d'un chien. La section des nerfs aurait même fait cesser les spasmes subitement. Ce fait, s'il est exact, mettrait hors de doute la nature réflexe du tétanos.

TROISIÈME PARTIE.

TRAITEMENT DU TÉTANOS. — OBSERVATIONS.

Nous n'entreprendrons point d'exposer ici toutes les médications auxquelles on a eu recours pour combattre le tétanos. Une pareille étude nous entraînerait à passer en revue tous les agents de la matière médicale et n'aurait d'autre résultat que de montrer l'impuissance des remèdes employés jusqu'à présent.

Nous nous contenterons d'énumérer rapidement les principaux moyens mis en usage, et nous passerons ensuite à l'étude d'une médication employée pour la première fois en France par M. Verneuil et dont l'efficacité nous semble réelle.

Des moyens chirurgicaux et des moyens médicaux ont été opposés au tétanos. Les premiers n'ont leur raison d'être que dans les cas de tétanos traumatique.

Moyens chirurgicaux et locaux. — *L'amputation,* vantée surtout par Valentin (n° 41) et Larrey n'a fourni que peu de succès. Nous pensons, d'ailleurs, que pour être efficace, cette opération devrait être pratiquée dès l'apparition des premiers spasmes; peut-être alors pourrait-elle juguler la maladie, en supprimant la cause d'irritation, mais quand cette irritation a duré un certain temps, la congestion médullaire qui en est la conséquence entretient l'exaltation du pouvoir réflexe, il y a, s'il nous est permis de nous exprimer ainsi, *une force excito-motrice acquise*, qui ne permet plus d'espérer un résultat aussi favorable. De plus, les malades se décident difficilement au sacrifice d'un membre ou bien consentent trop tard à se laisser opérer.

Les mêmes remarques sont applicables à la *névrotomie*. Quant aux *cautérisations*, elles ont pu réussir dans les cas de compression des filets nerveux, par le tissu cicatriciel, et leur emploi est certainement rationnel en pareille circonstance.

Mais si l'amputation, la névrotomie, les cautérisations trouvent leurs applications dans certains cas, il n'en est pas moins vrai qu'elles ne remplissent qu'une des indications du traitement. Ces opérations peuvent supprimer l'irritation périphérique, mais elles laissent subsister l'exaltation du pouvoir excito-moteur de la moelle.

Les différents topiques, l'anesthésie locale préconisée par Jules Roux (n° 42) sont passibles des mêmes objections.

Moyens médicaux. — *La sudation,* ainsi que le fait remarquer M. Verneuil (n° 29), outre qu'elle offre le danger d'exposer à un refroidissement périlleux ne peut être continuée longtemps.

L'opium, la *belladone,* fatiguent rapidement l'estomac.

« Le *bromure de potassium,* dit M. Verneuil, excellent pour agir sur l'élément sensitif, n'a pas d'action sur les muscles tétanisés. »

Les *inhalations* de *chloroforme* et *d'éther* exercent certainement une influence favorable, mais comme il est impossible d'anesthésier le malade pendant toute la durée de sa maladie, et comme les spasmes reparaissent quand l'anesthésie a cessé, c'est encore là un moyen infidèle.

La *nicotine,* l'*aconit* ont aussi été employés sans grand avantage. La teinture de *cannabis indica,* au dire de M. Bouchut (n° 39) aurait produit chez l'adulte la guérison de dix à douze cas de tétanos traumatique?

Follin rapporte un cas de guérison par le *sulfate de quinine* à hautes doses (n° 43 p. 480).

Les *bains tièdes et prolongés* ont été fréquemment employés, mais leur efficacité est douteuse.

Les *émissions sanguines* ne peuvent remédier qu'à l'état asphyxique.

Quant au *curare*, médicament sur lequel on avait fondé de grandes espérances à cause de l'antagonisme que l'on croyait exister entre lui et la strychnine, il n'a pas produit les effets favorables qu'on pouvait en attendre. Sur dix cas de tétanos traités par cet agent, sept furent suivis de mort et trois seulement de guérison. Différentes opinions ont du reste été émises sur son mode d'action (voy. 1re partie). M. Cl. Bernard croyant à l'action élective de ce poison sur les nerfs moteurs dit : « Le curare employé dans le tétanos ferait cesser les convulsions, il ne guérirait pas pour cela. » (N° 10, p. 376.) Si l'on admet cette opinion, il faut renoncer à l'emploi du curare contre le tétanos. Si, d'un autre côté, on admet celle de MM. Martin-Magron et Buisson (voy. 1re partie), qui ne croient pas à l'antagonisme du curare et de la strychnine, la raison qui avait suggéré l'idée d'employer le poison des flèches dans le tétanos n'existe plus.

Trousseau et Pidoux (n° 44, p. 273), rapportent plusieurs cas de guérison obtenus par l'administration de *l'eserine*, alcaloïde de la fève de Calabar, mais s'il est vrai, comme le disent ces auteurs (p. 289), que les nerfs de sensibilité conservent leurs propriétés tant que la moelle n'est pas complétement paralysée et que jusque là leur sensibilité tactile est augmentée, ce médicament ne répond guère à l'indication causale.

Maintenant que nous avons établi le bilan des différentes méthodes de traitement du tétanos, étudions les effets d'un médicament dont l'action physiologique nous paraît remplir toutes les indications, et cherchons par l'examen des faits cliniques à en déterminer la valeur. — Ce médicament, c'est l'*hydrate de chloral*.

Le chloral, découvert en 1830 par Liébig, se forme par l'action prolongée du chlore sur l'alcool. C'est un liquide incolore, mobile, doué d'une odeur pénétrante particulière (n° 45, p. 469). Il forme avec l'eau une combinaison cristallisable $C^2 H C l^3 O + H^4 O$ (chloral hydraté), et c'est sous cette dernière forme qu'on l'emploie en médecine.

Ce médicament a été bien étudié par M. Oscar Liebreich (n° 46) qui après en avoir expérimenté l'action sur les animaux, en a fait application à l'homme. Les expériences de ce physiologiste tendent à démontrer que le chloral se transforme lentement en chloroforme dans l'organisme, grâce à l'alcalinité du sang. MM. Dumas et Personne partagent cette opinion; le chloral, dit ce dernier auteur (n° 47), est dédoublé à son arrivée dans le sang en acide formique et chloroforme, lequel est converti ultérieurement en chlorure de sodium et formiate de soude qui forment ainsi les produits de son élimination. MM. Demarquay, Krishaber, Dieulafoy et Labbé ne croient pas à cette transformation, mais n'ont pas donné de preuves à l'appui de leur opinion. Il est donc à peu près certain que le chloral agit comme le chloroforme, que son action s'exerce, ainsi que le pense M. Liebreich (n° 46, p. 18), sur les cellules ganglionnaires du cerveau, puis sur la moelle épinière, et qu'enfin dans les cas terminés par la mort, elle atteint les cellules ganglionnaires du cœur. La décomposition en chloroforme ne se faisant que lentement dans l'organisme, le chloral ne donne pas lieu à la période d'irritation que déterminent les inhalations chloroformiques.

Le chloral agit comme hypnotique et comme anesthésique. La période d'hypnotisme survient rapidement après l'administration de cette substance, et, si la dose a été suffisante, cette période d'hypnotisme est suivie d'une anesthésie qui peut devenir complète. Il résulte, en effet, des expériences de M. Liebreich que, sous l'influence de cet agent, l'irritabilité reflexe disparaît entièrement.

Comme hypnotique, le chloral diffère de la morphine par la rapidité avec laquelle il agit et par son innocuité relativement aux organes digestifs; la morphine n'exerce, en effet, son action soporifique qu'après plusieurs heures, et de plus elle a l'inconvénient d'amener souvent des troubles gastriques.

Les travaux de M. Liebreich ont encore démontré qu'il existe entre la strychnine et le chloral un véritable antagonisme, que l'hydrate de chloral fait cesser les convulsions strychniques.

Cette influence qu'exerce le chloral sur les spasmes strychniques, ses propriétés anesthésiques, l'abaissement de température qu'il détermine, devaient nécessairement engager les cliniciens à essayer son action dans le tétanos, cette maladie terrible dont Heurteloup a pu dire (n° 17) : « Je n'ai jamais vu dans ma pratique particulière, comme dans celles que j'ai pu suivre, aucun malade guérir, tous sont morts. »

M. Liebreich (n° 46, p. 65) avait déjà pensé que le chloral pourrait trouver son application dans les cas de tétanos, et M. Langenbeck, après avoir retiré de bons effets de ce médicament dans le *delirium tremens*, l'employa dans un cas de tétanos traumatique dont il est fait mention dans le *Schmidt's Jahrbücher*. Il guérit son malade.

M. Verneuil ayant eu à traiter un tétanique qui entra dans son service le 29 janvier 1870, eut recours aussi, lui, à ce nouvel agent et obtint une guérison. Depuis lors, l'attention des praticiens a été mise en éveil, et nous avons pu réunir quatorze observations de tétanos traités par le chloral. Si, à ces quatorze observations, nous ajoutons celle de M. Langenbeck que nous n'avons pu nous procurer, nous aurons en tout quinze cas dans lesquels cette médication a été employée. Sur ces quinze malades, deux sont encore en traitement (obs. xiii et xiv), mais nous avons déjà pu constater chez eux les bons effets du chloral, et la guérison du malade de M. Guérin peut être considérée comme certaine.

Pour le malade de M. Verneuil (obs. 1), la durée du traitement a été d'un mois environ. L'auteur fait remarquer que l'administration du médicament a toujours été suivie d'un calme rapide, que c'était le matin, au moment le plus éloigné de l'ingestion du chloral, que le malade accusait les plus vives souffrances, et qu'il eut trois rechutes qui coïncidèrent chacune avec la suspension momentanée du chloral. De ces différentes circonstances nous croyons pouvoir conclure que la guérison dans ce cas doit certainement être attribuée au chloral et que très-probablement la marche lente de la maladie a été le résultat de la médication. Nous ajouterons que le mode d'administration du médicament, dont les doses furent espacées de telle façon que le malade pût être constamment sous l'influence du chloral, nous paraît avoir eu une grande part dans la guérison. C'est bien certainement à cette continuité d'action qu'il faut attribuer en grande partie les bons effets obtenus, et c'est aussi la possibilité de produire une action non interrompue avec le chloral qui constitue sa supériorité sur le chloroforme en inhalations. De plus, M. Verneuil n'a pas craint de donner des doses considérables, et c'est probablement pour n'avoir pas suivi l'exemple de ce chirurgien que M. Waren Tay (obs. vii) a vu périr sa malade. En effet, M. Dufour (de Lausanne) qui fit prendre à son tétanique jusqu'à 16 grammes de chloral dans une journée, parvint à se rendre maître de la maladie et nous verrons bientôt que, dans toutes les observations, les variations de doses ont amené des variations dans l'état du malade.

Nous pensons donc que pour obtenir de bons effets du chloral il faut : 1° le donner dès l'apparition des premiers spasmes; 2° donner une dose considérable (de 8 à 12 grammes dans les 24 heures) et n'abaisser cette dose que quand les spasmes ont cessé complétement et depuis un certain temps ; 3° faire prendre le médicament dans une potion que l'on donne par fractions jusqu'à ce que le malade s'endorme.

Voyons si ces règles ont été suivies dans toutes les observations que nous rapportons.

Dans l'observation ii nous voyons le chloral administré régulièrement et à hautes doses par M. Dufour, enrayer les accidents et produire la guérison.

Dans l'observation iii, MM. Dubreuil, Lavaux et Oninus racontent qu'ayant suspendu l'administration du chloral chez leur malade, ce dernier fut pris d'une crise violente à laquelle il faillit succomber, il tomba dans un état de mort apparente dont on ne put le tirer que par l'application des courants continus. Une seconde suspension du médicament provoqua le retour des spasmes et d'une contracture généralisée que 16 grammes de chloral et l'emploi de l'électricité firent cesser.

Il est facile de voir, dans cette observation, quelle a été l'influence du chloral, puisque la contracture a disparu ou reparu suivant que l'on a donné ou supprimé le médicament.

Dans l'observation iv, nous ferons remarquer que le chloral a été donné dès l'apparition des premiers symptômes, que M. Bertrand, imitant en cela M. Verneuil, a continué la médication régulièrement et sans interruption jusqu'à la cessation complète des accidents.

Dans l'observation v, nous sommes frappé de ce fait que, tandis que la morphine et le chloroforme ne diminuèrent en rien les spasmes, une amélioration immédiate succéda à l'administration du chloral. Le bromure de potassium que l'on prescrivit simultanément a pu jouer le rôle d'adjuvant, mais la cessation brusque des accès convulsifs sous l'influence du chloral dit assez que l'honneur de la guérison revient à ce médicament.

Dans l'observation vi nous voyons le malade tenu constamment sous l'influence du chloral à doses graduées éprouver un soulagement progressif qui le conduit à la guérison; il a pris, dans l'espace de 22 jours 178 à 190 grammes de chloral.

Dans l'observation vii, le malade, au dire de M. Waren Tay, entra à l'hôpital dans un état des plus graves. Le chloral, quoique donné à petites doses, produisit une amélioration immédiate; une période de calme suivait toujours l'ingestion du médicament. Il est donc impossible, dans ce cas, de nier ses effets bienfaisants, et nous croyons que si la terminaison a été fatale, cela tient à ce que l'on a donné des doses insuffisantes et à des époques trop éloignées les unes des autres. L'insuccès s'explique encore par la difficulté qu'il y eut à faire prendre le remède à la patiente dans les derniers jours de la maladie. Peut-être aussi, ainsi que le fait remarquer l'auteur, le lavement d'eau-de-vie a-t-il été plus défavorable qu'utile.

Dans l'observation viii, même diminution d'intensité des accidents sous l'influence du chloral. « L'action du chloral, dit M. Guyon (n° 29), était très-remarquable, presque instantanée et l'amélioration se soutint assez longtemps à deux ou trois reprises, mais le médicament a-t-il été donné à assez hautes doses? » — Cette amélioration que signale l'auteur, la crainte qu'il exprime d'avoir donné trop peu de chloral, nous autorisent à dire que la guérison eut peut-être été obtenue à l'aide de doses plus considérables.

Dans l'observation ix, l'hydrate de chloral détermine encore la cessation momentanée des spasmes; mais, selon nous, les doses ont été trop faibles. Nous n'osons pas affirmer que des doses plus fortes eussent guéri le malade, mais enfin il est probable qu'elles eussent prolongé son existence. Peut-être aussi, suivant la remarque de M. Verneuil, eût-on pu prévenir l'asphyxie par l'application des courants continus.

Dans l'observation x, le chloral n'a pas été donné dès l'apparition des premiers symptômes tétaniques, les doses ont d'abord été faibles et cependant elles ont déterminé un mieux marqué. La veille de sa mort seulement le malade a pris 8 grammes dans sa journée, et le lendemain on a cessé la médication. Le mode d'administration du médicament a donc encore laissé à désirer, et malgré cela, on ne peut pas dire que le chloral a été inefficace.

Dans l'observation xi, l'influence heureuse exercée par le chloral est d'autant plus appréciable que la malade n'absorba pas une grande quantité de chloral, ce qui n'empêcha pas les symptômes tétaniques de s'amender considérablement. Le 9 avril, la résolution était complète, la bouche s'ouvrait largement, il n'y avait plus de crampes. Le lendemain, jour de la mort, on entendait des râles sous-crépitants dans toute la poitrine, la dyspnée était extrême et la température s'était élevée considérablement; nous croyons donc avec M. Mollière que la malade a succombé à sa lésion pulmonaire et que, sans cette complication, la terminaison eût probablement été heureuse.

Dans l'observation xii, les premiers spasmes apparaissent le 8 juillet et le chloral n'est donné que le 10. A partir de ce jour, il est vrai, des doses assez fortes sont administrées régulièrement. Une amélioration de courte durée survient à plusieurs reprises et le malade finit par succomber. Nous ferons remarquer, au sujet de cette observation, que les bains semblent avoir été peu favorables; le refroidissement, qu'il n'est pas toujours facile d'éviter en pareil cas, a peut-être été la cause déterminante des accès violents qui sont signalés.

Dans l'observation xiii, le traitement par le chloral détermine une amélioration progressive, et le 16 juillet, la contraction ayant presque complétement disparu, on abaisse la dose de chloral; c'est alors que survient une céphalalgie intense et le 18 juillet le trismus et l'opisthotonos reparaissent. On reprend alors

la dose habituelle (10 grammes) et les accidents cessent de nouveau. Nous avons vu le malade le 24 juillet, et nous croyons que
sa guérison est certaine.

Dans l'observation xiv que nous avons recueillie dans le service de M. Verneuil, nous notons la détente immédiate qui succède à l'emploi méthodique du chloral. Le 20 juillet nous obser-
vons une légère recrudescence dans les symptômes, et nous
apprenons que la veille le malade n'a pris que 4 grammes de
chloral, mais trois jours plus tard (24 juillet) nous avons pu constater un mieux marqué, et la cessation complète des accès convulsifs doit faire espérer la guérison.

De l'analyse à laquelle nous venons de nous livrer, il résulte
que le chloral a constamment produit une amélioration notable,
que dans tous les cas on a vu les spasmes diminuer ou même
cesser complétement sous son influence et que probablement on
eût obtenu un plus grand nombre de guérisons si le médicament
eût été administré dès le début de la maladie, à des doses suffisantes et d'une façon méthodique.

Nous ajouterons que jusqu'à présent aucune médication n'a
donné d'aussi beaux résultats et que ces résultats sont d'autant
plus encourageants que l'expérience permettra, dans l'avenir,
d'éviter les tâtonnements et d'administrer d'emblée des doses
suffisantes d'hydrate de chloral.

Nous répéterons encore ici que, pour nous, le mode d'administration du chloral a une importance énorme; nous pensons qu'il
est indispensable de suivre la méthode de M. Verneuil, c'est-à-dire
de donner des doses successives jusqu'à ce que le malade s'endorme et jusqu'à cessation des accès convulsifs.

OBSERVATIONS.

OBSERVATION I.

Tétanos traumatique à marche lente, guéri par le chloral, dans le service de M. Verneuil,
à l'hôpital Lariboisière. (N° 29.)

Le nommé Paul Leclerc, journalier, âgé de 20 ans, entre dans les salles
le 29 janvier 1870.

Ce malade, il y a quinze jours, eut le doigt écrasé dans une porte. Il habite à Paris, dans une chambre humide.

Pendant huit jours il continue à travailler, sans s'inquiéter de son mal, et
c'est au bout de ces huit jours seulement qu'il sentit un peu de roideur dans
la mâchoire. Il n'y fit pas d'abord grande attention ; mais le 25 janvier, le
trismus devint assez fort pour gêner la mastication, et le 29, il se décide à
entrer à l'hôpital.

État actuel. — Garçon robuste, bien portant d'ailleurs. Plaie en voie de
cicatrisation et très-peu douloureuse à la pression. Le trismus est déjà assez
fort, mais n'empêche pas complétement l'introduction des liquides. Les mâchoires peuvent être écartées de quelques millimètres. Aucune contracture
dans le reste du corps, sauf à la nuque, qui est le siége d'une douleur modérée. Aucune dysphagie, aucune gêne de la respiration. La face est comme
bouffie, les yeux à demi fermés par la contracture des orbiculaires ; rire
sardonique. Temp. 36, 2.

La contracture durant déjà depuis huit jours et ne s'étant pas généralisée ;
de plus, la déglutition et la respiration étant libres, on pense avoir affaire à
un tétanos, à forme lente, et on conserve quelque espoir de guérison.

Le 29 au soir, on institue le traitement : on couvre le malade pour provoquer la sueur, et on prescrit l'opium (20 centig. dans la nuit). Temp. 37, 6.

Le 30, potion avec 8 grammes de bromure de potassium et trois injections
de 1 centigramme de chlorhydrate de morphine à la nuque. Temp. 37 (matin) ; 37, 7 (soir).

Le 31, nouvelle potion semblable, injections plus fréquentes. La contracture apparaît dans les muscles abdominaux et les adducteurs de la cuisse. Il
y a un peu de difficulté à uriner. Mêmes douleurs cervicales. Temp. 37.

L'urine, retirée par le cathétérisme, se montre chargée d'urates, mais sans
trace de sucre ni d'albumine (soir) Temp. 37, 6.

1er février. Le trismus n'a pas augmenté. La respiration et la déglutition
sont toujours libres ; mais la contracture des adducteurs a augmenté, l'abdo-

men est très-dur, et il y a quelques spasmes toniques. De plus, le malade se plaint de douleurs très-violentes et continues dans les aines, qui l'ont empêché de dormir et lui font jeter des cris.

On continuera les moyens propres à provoquer la sueur, ainsi que les injections de morphine ; on supprime le bromure de potassium et on prescrit une potion avec 4 grammes de chloral à prendre dans les 24 heures.

Une injection de morphine (1 gramme) est faite dès le matin, et un quart de la potion, soit 1 gramme de chloral, administré en même temps.

Au bout de dix minutes, n'entendant plus le malade pousser des cris de douleur, on revient à son lit et on le trouve endormi d'un profond sommeil, dont les secousses ne peuvent le tirer. La respiration est ample, silencieuse, le pouls est calme et de force moyenne. En écartant les mâchoires, on les trouve notablement moins serrées, la tête est moins renversée en arrière. Temp. 37, 7.

A une heure après midi, le malade dort toujours profondément. La contracture des adducteurs a cessé, on fléchit facilement la tête, l'abdomen est à peine tendu. En touchant celui-ci avec la main très-froide, on réveille légèrement le malade, et on détermine un spasme peu intense (opisthotonos) qui cesse aussitôt ; le malade retombe dans son assoupissement. On ne fait pas de nouvelle injection de morphine.

A six heures du soir, on retrouve le malade réveillé, encore un peu somnolent, mais sans aucune douleur. Il ouvre lui-même la bouche plus facilement que le jour de son entrée. La contracture des adducteurs est à peu près ce qu'elle était le matin. On l'a réveillé dans la journée pour lui offrr du bouillon et du potage qu'il a pris facilement et avec plaisir. État moral excellent. Temp. 38.

La potion de 4 grammes ayant été achevée à six heures du soir, on en prescrit une nouvelle, avec 2 grammes de chloral, pour la nuit. Elle est commencée à huit heures du soir ; aussitôt le malade s'endort profondément. A cinq heures du matin, il se réveille, avec des douleurs très-violentes dans les aines.

2 février. A la visite du matin, spasmes répétés et douleurs très-vives Abdomen très-dur, muscles adducteurs violemment contractés. La nuque est beaucoup moins libre qu'hier dans la journée. Rien dans les membres supérieurs ni dans les muscles thoraciques.

On fait immédiatement une double injection de morphine dans les deux aines (2 centigrammes), puis on attend trois quarts d'heure afin d'observer séparément les deux médicaments. Les spasmes et les douleurs continuent sans aucune amélioration. Au bout des trois quarts d'heure, on donne 1 gramme de chloral (potion avec 6 grammes pour les 24 heures), et dix minutes après, le malade dort profondément. Un nouvel examen pendant le sommeil montre que les mâchoires s'écartent mieux, que l'abdomen est positivement plus souple et que les adducteurs sont complétement relâchés. Temp. 37, 8.

Le malade continue à dormir jusqu'à deux heures de l'après-midi, puis il se réveille et prend un potage avec appétit. A cinq heures et demie du soir il est toujours calme ; la contracture est presque entièrement revenue, mais sans spas.nes ni douleurs. Temp. 38, 8.

La potion avec 6 grammes de chloral étant épuisée, on prescrit de nouveau 2 grammes pour la nuit.

3 février. Visite du matin. Le malade est réveillé depuis sept heures du matin ; il ne souffre pas et se trouve dans le même état de relâchement qu'hier pendant le sommeil. Les spasmes sont rares et peu douloureux.

Une double injection de morphine dans les aines détermine un spasme assez fort. Temp. 39 (élévation notable de la température depuis hier).

Dans la journée, étant toujours sous l'influence du chloral (potion avec 10 grammes), il se réveille de temps en temps et prend son potage et même un peu de viande avec plaisir. La résolution relative de ce matin continue.

Soir, temp. 38, 2. On ne fait pas de nouvelle injection de morphine, afin de ne pas provoquer de spasmes.

4 février. État moins satisfaisant. Les muscles ne sont pas beaucoup plus contractés, mais il se plaint de nouveau de douleurs très-vives dans les aines, et, de plus, d'une douleur épigastrique violente. Il n'a pas été à la selle depuis son entrée. La miction est impossible ; cependant, par le cathétérisme, on ne trouve pas d'obstacle spasmodique. Temp. 38, 6.

Prescription : Trois cuillerées à café d'huile de ricin ; trois injections de morphine dans les douze heures, en augmentant les doses ; 6 grammes seulement de chloral dans 250 grammes d'eau au lieu de 120, afin de ne pas irriter l'estomac.

Cinq heures et demie du soir. L'huile de ricin n'a produit aucun effet. Le malade a continué à souffrir jusqu'à trois heures, en poussant des gémissements. On a commencé alors la potion et, dès la première cuillerée, le sommeil est arrivé. Actuellement, il dort profondément et les muscles sont plus relâchés que jamais. On ne fait pas de nouvelle injection de morphine, afin de ne pas le réveiller et d'éviter les spasmes. Temp. 39.

Dans la soirée, il se réveille avec des douleurs inguinales. Injection de morphine et cathétérisme.

5 février. Le malade n'a pris hier que la moitié de sa potion, soit 3 grammes de chloral. Ce matin, la douleur épigastrique est disparue, mais les douleurs inguinales continuent, et la contracture est revenue assez forte et paraît plus générale ; les jambes ne peuvent se fléchir qu'avec une certaine peine. Temp. 37, 5.

Prescription : Lavement purgatif. Potion avec 6 grammes dans 250 grammes d'eau. On renoncera aux injections de morphine et on placera le malade dans une gouttière de Bonnet, afin d'éviter les spasmes lorsqu'on change les alèzes.

Douleurs inguinales et gémissements toute la journée, le lavement purgatif ne produit pas d'effet. On commence la potion à six heures du soir seulement. A cette heure, la contraction est plus violente que les jours précédents, tout le membre inférieur est dans l'extension forcée (il n'a pris que très-peu de chloral depuis deux jours). Temp. 38.

Dans la nuit, le malade va une fois à la selle.

6 février, visite du matin. La contracture étant plus forte que jamais, la nuque plus douloureuse, le trismus plus marqué, on reprend les doses élevées de chloral (8 grammes) Temp. 37, 9. L'appétit est très-diminué.

La journée se passe dans une demi-somnolence, qu'on entretient en donnant peu à peu la potion. Le soir, spasmes violents. Temp. 38, 2.

La nuit se passe sans sommeil, mais sans douleurs vives.

7 février. Douleurs et spasmes très-violents. Temp. 38, 4. On reprend les injections de morphine, 2 centigrammes matin et soir, et on prescrit 10 grammes de chloral.

Aussitôt que le chloral est administré, le malade s'endort. Le soir, il ne souffre plus, quoique réveillé ; il plie un peu les jambes, fléchit légèrement la tête ; les spasmes sont rares ; le trismus seul ne cède pas sensiblement.

Vers cinq heures, il a uriné sans cathétérisme. La potion était épuisée, on prescrit de nouveau 2 grammes pour la nuit (12 grammes dans les 24 heures). Temp. 38.

8 février. La nuit a été très-bonne ; même état, contracture modérée. Temp. 38.

La journée se passe également bien. A midi, il sent venir les spasmes ; on donne aussitôt le chloral et le calme revient. L'appétit est satisfaisant. La gouttière de Bonnet est mise de côté. Temp. 38, 3 le soir.

10 février. Petite recrudescence des spasmes, coïncidant avec un froid très-vif depuis hier soir. On continue la potion avec 10 grammes de chloral.

Jours suivants. Amélioration progressive. Le trismus et la contracture des muscles abdominaux cèdent peu à peu, l'appétit est considérable. Le température se maintient à 37 et quelques dixièmes. On ne donne que 6, 4, 3 grammes de chloral dans les 24 heures.

19 février. Rechute complète. Il a eu hier soir un grand frisson qui reste inexpliqué : la plaie est peu douloureuse, l'extrémité du doigt est un peu enflée, mais la cicatrisation est toujours en bonne voie. Ce matin, spasmes violents et douleurs inguinales comme par le passé. Temp. 38.

Les 10 grammes de chloral sont donnés de nouveau. Le soir on le trouve dormant profondément.

20 Février. Les spasmes ont diminué. Temp. 38. L'amélioration se prononce de nouveau ; on donne régulièrement les 10 grammes.

25 Février. Nouvelle rechute ; la contracture recommence aussi violente, mais sans grandes douleurs. On donne jusqu'à 14 grammes de chloral dans les 24 heures. La nuit est bonne, et le 26 tout est rentré dans l'ordre.

Les jours suivants, la contracture disparaît peu à peu, et la guérison se confirme. Le malade se lève vers le 10 mars, et sort de l'hôpital définitivement guéri le 24 mars.

Il a pris en tout plus de 200 grammes de chloral dans l'espace de 38 jours.

La dose minimum a été de 3 grammes par jour, et la dose maximum de 12 grammes.

OBSERVATION II.

Société impériale de chirurgie, séance du 11 mai 1870.

M. Verneuil communique, de la part de M. le docteur Dufour, médecin adjoint à l'hôpital de Lausanne, une note concernant *trois cas de tétanos traités par le chloral.*

Dans deux de ces cas, dont l'auteur ne fait du reste qu'une simple mention, il s'agissait de tétanos suraigu terminé rapidement par la mort, avant que le chloral ait pu agir efficacement. La troisième observation, donnée en détail, est relative à un tétanos à marche lente, et qui a cédé à l'administration du chloral.

Voici cette observation :

Jeune homme de 26 ans, entré le 16 mars à l'hôpital de Lausanne pour des blessures multiples causées par l'explosion d'une mine survenue le 9 mars. Destruction de l'œil droit. Perforation de l'œil gauche. Légères plaies au bord interne de la main gauche, sans lésion importante. Phlegmon sans gravité du poignet droit. On ne s'occupait plus que des lésions oculaires, lorsque le 24 mai le blessé accuse un peu de difficulté à avaler.

Le lendemain 25, trismus très-prononcé, flexion des doigts de la main gauche. 12 grammes de chloral sont administrés. Sommeil. Amélioration évidente, écartement double des mâchoires, doigts plus mobiles ; le soir, le spasme reprend son intensité.

Pendant cinq à six jours, la dose quotidienne de chloral s'élève à 8 grammes. Contracture du dos et de l'abdomen, irritabilité réflexe faible.

Le 30, la dose de chloral ne produisant plus d'effet hypnotique, on la porte à 16 grammes.

Le 4, affaiblissement du malade. On prescrit 2 grammes de morphine qui agissent favorablement.

Le 7, la morphine n'agit plus. Les crampes tétaniques reviennent plus fortes ; on cesse le médicament.

Du 10 au 13, irritabilité réflexe excessive. Le moindre choc amène une crampe des muscles du dos et des bras. On prescrit de nouveau 12 grammes de chloral. Le malade s'endort. La roideur diminue progressivement et cesse complétement du t au 20, un peu moins d'un mois après le début des accidents tétaniques.

Malgré le développement du tétanos, les plaies de la main s'étaient régulièrement cicatrisées. Elles étaient fermées dès le 30 mars, sauf une, qui ne guérit complétement que le 7 avril. Les cicatrices conservèrent pendant une dizaine de jours une coloration rouge très-foncée.

Le malade regagne son pays le 26 avril.

OBSERVATION III.

Tétanos traumatique guéri par le chloral et les courants continus. MM. Dubreuil, Lavaux et Onimus.

Le 3 mars, dit M. Dubreuil, j'ai été appelé par le docteur Lavaux pour voir un malade qui était atteint de tétanos.

Cet homme, âgé de 50 ans, avait été blessé, le 13 février, à la main gauche, par une scie circulaire qui lui avait ouvert l'articulation de la première avec la deuxième phalange du pouce, et avait aussi légèrement entamé le côté interne de l'index

Pendant 10 jours, ce malade, qui était traité par un pharmacien, ne ressentit rien de particulier ; mais, le 26 février, à la suite de l'application sur la plaie d'une substance irritante, il fut pris de trismus et de douleurs le long de la colonne vertébrale.

Ces phénomènes augmentant, il consulta le docteur Lavaux, qui prescrivit l'application d'un cataplasme sur la plaie, et l'administration, à l'intérieur, de bromure de potassium et de l'extrait de belladone.

Quand je vis le malade, le pouls battait 120 pulsations par minute ; le corps était inondé de sueur.

Les muscles élévateurs des mâchoires, et tous ceux des régions antérieures du cou, du thorax et de l'abdomen étaient contractés sans être cependant le siége de bien vives douleurs. Il n'y avait pas de secousses tétaniques.

La respiration se faisait par le diaphragme. Le malade fut immédiatement soumis à l'usage de l'hydrate de chloral en potion à la dose de 6 grammes par jour.

Nous priâmes en outre le docteur Onimus de vouloir bien appliquer les courants continus, ce qu'il fit avec la pile au proto-sulfate de mercure, en ayant soin de n'employer que les courants descendants.

L'administration du chloral fut suivie d'une diminution considérable du nombre des pulsations et d'une rémission dans la contracture. Le malade resta en outre dans un état de demi-somnolence. Quant aux courants continus, ils déterminaient, au moment de leur application, une détente complète qui persistait un certain temps après, puis la contraction se reproduisait.

Pendant l'électrisation, on voyait les côtes se mouvoir normalement, tandis que la contraction les maintenait d'ordinaire immobiles.

L'amélioration obtenue dès les premiers jours persista sans augmentation notable jusqu'au 12 mars ; le 9, l'électricité avait été supprimée. Le 12, le docteur Lavaux suspendit aussi l'administration du chloral. A onze heures du soir, passant devant la maison du malade, il entra le voir, et au moment même survint une crise caractérisée par une contracture générale et un arrêt complet de la circulation et de la respiration. Le corps se couvrit d'une sueur froide.

Le docteur Lavaux, saisissant les électrodes de la machine qu'il avait heureusement sous la main, les appliqua sur la colonne vertébrale, en portant immédiatement le courant à son maximum d'intensité.

Sous cette influence, le cœur recommença à battre, une respiration stertoreuse souleva la poitrine du malade ; les muscles s'étendirent.

La cure avait duré environ cinq minutes, et notre confrère affirme que pendant au moins une minute il n'y a eu ni battement du cœur ni respiration.

La séance d'électrisation fut continuée pendant deux heures ; le chloral fut immédiatement repris et porté à la dose de 8 grammes dans les 24 heures.

L'amélioration persistait et augmentait lorsque, le 18 mars, par suite du manque de chloral à la pharmacie qui le fournissait d'habitude, le malade fut privé de ce médicament.

Le lendemain, la contracture reparaissait, se généralisait et envahissait les muscles des membres supérieurs et inférieurs ; le pouls remontait à 11.0 Nous administrâmes alors 16 grammes de chloral en 24 heures ; l'électricité fut continuée.

Le 20 mars, la contracture diminuait, et cette fois le mieux était définitif.

Le 2 avril, la plaie était cicatrisée, et le 13 le malade, qui habite un passage voisin de la rue de Puebla, à la Villette, allait à pied à Lariboisière faire constater sa guérison par le professeur Verneuil.

OBSERVATION IV.

Tétanos traumatique guéri par le chloral. (Observation communiquée à la Société de médecine d'Elbeuf, par M. Bertrand.)

Le 30 avril dernier se présente à ma consultation la femme Riquier, de Criquebœuf-sur-Seine, âgée de vingt-huit ans, maigre, de tempérament nerveux. Cette femme me dit que, depuis quatre heures du matin, elle est venue vendre des légumes au marché d'Elbeuf; que, partie de chez elle en bonne santé, elle a été prise à neuf heures du matin d'une douleur dans l'articulation de la mâchoire, du côté droit, douleur qui l'empêche de desserrer les dents.

Je cherche à lui faire ouvrir la bouche pour voir si la douleur ne sera pas augmentée par le mouvement de l'articulation, mais je m'aperçois avec étonnement que cette femme, qui quelques heures plus tôt, mangeait et parlait, était atteinte d'un trismus tel que je ne pouvais introduire une spatule entre ses dents.

Je lui demande alors si elle ne s'est fait aucune blessure, et j'apprends que, le matin à quatre heures, elle s'est donné, sur la partie inférieure et externe de la jambe droite, un coup avec la pointe de son serpillon. J'examine et je trouve, en effet, une petite plaie ayant à peine saigné et déjà cicatrisée.

Le peu d'importance de cette plaie devait-il me faire rejeter l'idée d'une relation de cause à effet entre elle et les accidents tétaniques que j'observais ? Non assurément, et je pensai avoir affaire à un tétanos commençant cinq heures après l'accident qui l'avait provoqué.

Me souvenant alors de l'observation de M. Verneuil, observation du tétanos guéri par le chloral, je prescrivis à cette malade 4 grammes d'hydrate de chloral dans 120 grammes de sirop à prendre dans les 24 heures et promis d'aller la voir le lendemain, 1er mai, dans l'après-midi; mais on venait me chercher dès le lendemain matin en me disant que la malade était dans un état alarmant. Je me rendis près d'elle et trouvai une rigidité prononcée de tous les muscles du corps, surtout des muscles des gouttières vertébrales. — Même trismus. — Je prescrivis un grand bain et 6 grammes de chloral.—La malade ne peut boire qu'à l'aide d'une cuiller.

2 Mai. —La journée de la veille et la nuit ont été un peu moins mauvaises, en ce sens que le sommeil, bien que souvent interrompu, a été un peu plus long. Le calme succédait assez rapidement à l'administration du chloral. —Même prescription que la veille. On est forcé de donner les boissons chaudes : le froid paraît l'agacer. Intelligence intacte; grande difficulté dans la parole,

3 Mai. Même état, mêmes prescriptions, un grand bain.

4 Mai. La dose de chloral est portée à 8 grammes.

5, 6, 7 Mai. Même état.

8 Mai. Aggravation. — 12 grammes de chloral. Grands bains. — La malade dort beaucoup, elle ne sort de son sommeil que pour réclamer le sirop de chloral, parce que la roideur tétanique de ses muscles la fait beaucoup souffrir.

Du 8 au 22 mai, les symptômes suivent une marche décroissante très-peu marquée. Pendant tout ce temps, la malade a pris chaque jour 12 grammes de chloral. Enfin, du 22 au 25 mai, l'amélioration se montre franchement ; la contracture des extrémités ne se montre plus qu'à de rares intervalles.

Le 23 mai on ne donne plus que 8 grammes de chloral, puis 4 grammes seulement le 26. Enfin les symptômes tétaniques ayant complétement disparu, on se contente de donner le soir un peu de sirop.

Je cesse de visiter la malade, et ne la revois que le 8 juin. Elle était levée et en train de manger avec grand appétit ; elle me dit qu'elle éprouvait encore de temps en temps dans le dos, dans le bras et la jambe droite des secousses désagréables, mais très-passagères, qu'elle compare à des décharges électriques. — Je lui conseille de prendre encore de temps en temps un grand bain. Le 20 juin, elle reprend ses travaux et prétend qu'elle a engraissé.

OBSERVATION V.

Tétanos traumatique traité avec succès par le bromure de potassium et l'hydrate de chloral rapporté par M. Edward R. Denton, Leicester. (N° 48.)

Georges B..., âgé de dix-huit ans. — Tombé d'une charrette, le 31 janvier 1870. — M. Denton est appelé le 16 février, six jours après l'apparition des symptômes tétaniques. Le malade est de petite taille et d'un tempérament sanguin. — Habitudes sobres. — On constate le trismus, le rire sardonique et un opisthotonos marqué. — Les muscles abdominaux sont tendus, le dos arqué. Le malade n'avale qu'avec beaucoup de peine et semble souffrir au niveau de la gorge en avalant. — Face congestionnée. — Peau chaude. — Pupille dilatée. — Le pouls est à 120, il est petit et dur, — 35 respirations. Constipation depuis 2 ou 3 jours. Insomnie depuis 5 ou 6 nuits. — Le malade comprend la gravité de sa situation, mais il est résigné. — Plaie de mauvais aspect mais limitée à la face dorsale de la première phalange du doigt indicateur de la main droite. L'ongle a été arraché deux jours auparavant. Le dos de la main est enflammé et tuméfié. — Douleur le long de la face postérieur de l'avant-bras et de la face antérieure du bras jusqu'à l'aisselle. Calomel. — Jalap. — Lavement stimulant.

On administre de la morphine et du chloroforme, tous les soirs, du 16 au 21 février, sans obtenir aucune amélioration.

On administre alors le sirop de chloral par petites doses de 3 drachmes jusqu'à ce que le sommeil s'ensuive. — Sommeil de quelques heures.

Pendant les trois premiers jours, application de glace sur la colonne vertébrale, que l'on supprime, parce que le malade ne peut la supporter. On fit alors des frictions avec un liniment de chloroforme belladoné. La plaie se cicatrisa complétement en peu de jours.

Le 18 février, des doses d'un scrupule de bromure de potassium avec vingt gouttes de teinture de belladone furent administrées et renouvelées toutes les quatre heures, jusqu'au 27 février, époque à laquelle le malade entra en convalescence. Il était très-faible. — Du bromure de fer et de l'hydrate de chloral à la dose de cinq grammes furent alors substitués au bromure de potassium et à la teinture de belladone, trois fois par jour. — Le 14 mars, la guérison était complète.

OBSERVATION VI.

Le docteur Ballantyne rapporte (n° 49) que, le 12 mai dernier, il fut appelé par un homme de trente-quatre ans, fort, robuste et sobre qui, le 27 avril, s'était enfoncé une épine à la base de l'ongle du pouce de la main gauche. Atteint depuis huit jours de symptômes tétaniques, il était étendu roide sur son lit, ne pouvant plus remuer le cou ni écarter les mâchoires de plus d'un demi-pouce; contracture musculaire générale, opisthotonos, sans difficulté d'avaler les liquides; sueurs profuses, douleurs cardiaques, respiration basse et irrégulière, insomnie.

Après l'extraction du corps étranger et l'administration de la poudre de Dower, qui n'amena ni calme ni sommeil; le malade fut soumis, dès le 13, à l'usage du chloral, à la dose de 8 à 10 grammes par jour. Cinq minutes après la dernière dose, un sommeil calme arriva avec persistance de la rigidité musculaire. Au réveil et après avoir pris du bouillon, le pouls était tombé de 112 à 100 et la temp. de 103 à 99° 5 Far., sans sueurs ni douleurs sensibles. — En présence de cette action si sensible, le malade fut dès lors tenu constamment jusqu'au 3 juin, sous l'influence du chloral à doses graduées, avec une amélioration progressive. L'alimentation fut rendue ainsi de plus en plus facile et, le 6 juin, des aliments solides étant pris et digérés, la guérison pouvait être regardée comme complète; 6 onces 1 quart, soit 178 à 190 grammes de chloral furent administrés dans l'espace de vingt-deux jours.

[OBSERVATION VII.

**Tétanos traité par l'hydrate de chloral. — Mort dix jours après l'entrée à l'hôpital. —
Rapportée par M. Waren Tay, chirurgien assistant de l'hôpital de Londres.**

Femme de quarante ans, entrée dans l'hôpital de M. Hutchinson, à Londres,
le 5 février 1870.

Au moment de l'entrée, trismus très-marqué. — Spasme des muscles de
la glotte. — Congestion de la face. — Danger imminent de suffocation. —
La malade ne peut donner aucun renseignement. — Depuis huit jours il a
fallu employer la force pour ouvrir les mâchoires. Depuis trois jours, elle
ne peut plus prendre que des liquides. Insomnie. Pouls inégal et très-faible.
— On peut entr'ouvrir la mâchoire avec le manche d'une cuiller.

A 3 h. 1/2, on administre en potion, 1 drachme de chloral. — La même
dose est répétée une demi-heure après. — A 4 h. 15 min., 1 drachme. La
malade prend en tout environ 2 drachmes de chloral. — Après la dernière
dose, respiration plus libre. — Le rire sardonique disparaît. — Profond
sommeil un quart d'heure après. — Relâchement musculaire complet. —
La température qui avant l'administration du chloral était de 99°, 6 Far.
tombe à 98°, 4, le pouls devient plein et dur. — La respiration qui était abdominale devient facile et régulière. — La malade reste 14 heures dans un
état de sommeil et d'assoupissement.

6 février. — 6 h. 1/2 du matin. — Spasmes assez violents, 1 drachme de
chloral est administré. — Sommeil. — Amélioration notable. — Abaissement
de la température. — Diminution du nombre des pulsations. — On observe
seulement une ou deux fois quelques légers mouvements convulsifs.

7 février. — Le pouls remonte à 98°, 9. — Administration de 1 drachme
1/2 de chloral. Sommeil un quart d'heure après. — Abaissement de température.

8 février. — 10 h. du matin. — La malade a été assez calme pendant 36
heures, excepté quand on n'a pas donné de chloral. — Temp. 99°. — Pouls
115. — Administration de 1/2 drachme de chloral. — La malade refuse d'en
prendre davantage. — Dans les cinq heures qui suivent, la température s'élève
à 99°, 7. — On donne 1/2 drachme de chloral en potion et comme la malade
refusait d'en prendre davantage, on lui en fit prendre 1/2 drachme en lavement, puis on la laissa tranquille pendant 17 heures.

9 février. — 8 h. du matin. — 1/2 drachme de chloral. — A midi,
52 heures après l'administration de la dernière dose complète. — Spasmes
très-violents, trismus très-fort. — La température atteint 100° 4. — L'administration d'un drachme de chloral en potion procure à la malade un sommeil profond et fait cesser les spasmes. — La température descend à 98° 4.

— A 2 h., 1/2 drachme de chloral. — A 3 h. 1/2, nouvelle dose de 1/2 drachme de chloral. — A 5 heures, sommeil profond. — Dans trois cas différents, sous l'influence du chloral, la température descendit au-dessous de la normale. — 10 h. du soir, 1 drachme de chloral en potion. — Pendant les 29 heures qui suivirent, la malade ressentit les effets du chloral et la température se maintint au-dessous de la normale. Au bout de ce laps de temps, les mouvements spasmodiques reparurent et la malade refusa de prendre du chloral par la bouche. — Température 99°, 6. — Injection de 20 grains de chloral ; la température descend à 98°,6 — En trois heures, on injecta 40 grains, mais dans les deux heures qui suivirent, des spasmes violents survinrent et la température monta à 99°, 6.

10 février. — 11 h. du soir. — 2 drachmes sont administrées en lavement. — Au bout d'un quart d'heure, les muscles tombent dans le relâchement et la malade s'endort. La température descend à 98°. — Sommeil qui dura 12 heures. Au bout de ce laps de temps, nouvelle dose de 2 drachmes, administrée par le rectum.

Des doses de 1 drachme et demie à 2 drachmes furent administrées dans l'espace de 12 heures jusqu'au 12 février à 10 h. du matin, époque à laquelle la malade se trouva mieux qu'elle n'avait jamais été depuis son entrée à l'hôpital. — Cessation des spasmes, mais grande faiblesse. — La température est de 99°, 4. — 2 drachmes de chloral sont administrées en lavement. — Au bout de 22 heures, attaque spasmodique assez violente. — Administration nouvelle de chloral que l'on répète toutes les 9 heures environ jusqu'au 14 février, à 1 heure de l'après-midi. Quoique la dose n'ait pas été suffisante pour faire dormir la malade, on l'a cependant calmée. — 5 heures plus tard, le 14 février à 6 h. du soir, apparition de spasmes violents. La malade semble très-épuisée et on lui administre 3 onces d'eau-de-vie en lavement. — 1 heure après, grande agitation, grand malaise, mais pas de contracture. — Peau chaude. — Température 100° ; — Pouls 150 — 45 respirations (ces accidents sont-ils le résultat du lavement ?). — On administre 3 drachmes de chloral par le rectum. — Calme rapide. — Résolution musculaire. — 4 heures après, sommeil paisible en apparence, température 99°, 5.

15 février, à 8 h. 1/2 du matin, la malade mourut. — L'autopsie fut faite et on ne constata aucune lésion importante.

OBSERVATION VIII.

Tétanos traumatique à marche lente. — Traitement par le chloral. — Mort. (M. F. Guyon.)

B..., Jeanne, âgée de 29 ans, ouvrière en tabac, a eu le pouce de la main gauche saisi dans une mécanique. Plaie contuse de l'extrémité antérieure du pouce, intéressant surtout la face palmaire jusqu'à l'os.

Dix jours après l'accident, lundi 4 avril, elle commença à ressentir un peu de gêne pour ouvrir les mâchoires, et en même une douleur assez intense dans ces mêmes parties. Pendant toute la période qui avait précédé, il n'y avait eu aucun spasme, aucune contracture dans le membre correspondant à la plaie. La roideur des mâchoires a donc été le premier signe initial. D'abord légère, elle est allée augmentant le premier, le deuxième et le troisième jour. Ce n'est qu'à la fin du troisième jour ou au commencement du quatrième qu'apparurent des contractures des muscles de la nuque et du dos. Ces contractures étaient persistantes et s'accompagnaient de temps à autre d'accès qui lui occasionnaient les plus vives douleurs.

Elle entra dès lors à l'hôpital Necker, salle Sainte-Pauline, n° 13. A ce moment, accès de contracture revenant à de très-courts intervalles, deux à trois par cinq minutes. Opisthotonos complet. Injection de *quinze* gouttes d'une solution de chlorhydrate de morphine au 1/1000. Amélioration apparente : les accès ne reparaissaient plus que toutes les cinq minutes environ.

La nuit se passa sans sommeil, comme toutes les précédentes, depuis l'apparition du trismus.

A la visite du matin, au cinquième jour de la maladie, les symptômes étaient les suivants :

Face rouge, violacée, impossibilité de séparer les mâchoires. Masséters durs et fortement contracturés. La malade pouvait entr'ouvrir un peu ses lèvres et articuler quelques mots, de façon à pouvoir donner les renseignements qu'on lui demandait.

Tête renversée très en arrière. Forte contraction de tous les muscles du cou. Contracture violente des muscles des gouttières vertébrales, dorsales et lombaires. L'abdomen formait un plan résistant. Le thorax se dilatait difficilement, et la respiration était surtout abdominale. C'est à peine si la partie supérieure de la cage thoracique se soulevait.

Pendant cet examen, elle eut des accès à plusieurs reprises. Membres supérieurs et inférieurs complétement indemnes.

M. Guyon institua immédiatement la médication suivante :

1° Faire de chaque côté des joues une injection de *douze* gouttes d'une solution de chlorhydrate de morphine au 1/1000;

2° Lui faire prendre une solution renfermant 4 grammes de chloral;

3° L'envelopper dans une couverture de laine;

4° Mettre sur sa plaie du pouce un cataplasme fortement laudanisé. Voici l'état de la plaie : l'ongle était séparé en partie des chairs, de sorte qu'on l'enleva complétement. Au-dessous se trouvaient des bourgeons charnus qui avaient un assez bon aspect et qui donnaient une suppuration peu abondante. La plaie intéressait tout le pourtour du pouce, dans les 2/3 de la phalangette.

Après l'ingestion de la moitié de la potion, diminution notable de la contracture, puis de la somnolence, et le relâchement des muscles devint indiscutable. Trismus bien moindre. Toutefois, persistance de l'opisthotonos. Trois heures plus tard, à une heure, cette amélioration existait, mais pas aussi nette; de sorte que les 2 autres grammes de chloral furent administrés.

Quelques minutes après, sommeil profond, pas d'accès. Vers cinq heures, relâchement musculaire, presque absolu. La malade était encore sous l'influence du chloral, et c'est à peine si, en l'appelant énergiquement, on lui faisait ouvrir ses yeux, qui se refermaient aussitôt.

A six heures, elle eut un ou deux accès, mais dans l'intervalle les muscles restaient dans le relâchement. Possibilité de soulever la tête et de la porter en avant. Abdomen souple. Lassitude extrême, brisure générale, grand mal de tête.

2 grammes de chloral ramènent la somnolence. Vers onze heures, comme la malade se trouvait assez bien réveillée, et qu'on provoquait de très-légers accès en la touchant brusquement au niveau du cou, on lui donna 2 autres grammes de chloral, ce qui fit 8 grammes dans l'espace de treize heures.

Nuit calme, sans soubresauts, sommeil profond.

Le 9 avril, à la visite, même état de bien-être sans contracture. Écartement possible des mâchoires de un centimètre et demi environ. Le menton peut être rapproché très-près du sternum. 2 grammes de chloral. A une heure, on donne les 2 grammes restants de la potion. Vers trois heures, étouffement subit. Face bleuâtre. Accès. Application de 30 ventouses sèches sur le devant de la poitrine, ce qui paraît produire un soulagement momentané. La face reste congestionnée. Somnolence presque complète. Gémissements. Dyspnée. Râles produits par des mucosités que la malade ne peut expectorer.

Vers onze heures, état d'asphyxie menaçant; face bouffie, presque noirâtre; respiration assez facile, mais gros râles. Peau chaude, pouls accéléré, 150. La malade ne répond à aucune des questions qu'on lui adresse.

Quarante ventouses sèches sur la poitrine; sinapismes sur les jambes.

A minuit et demi, transformation presque complète : plus de râles; plus de menace d'asphyxie. Grand soulagement. Nuit bonne. Sommeil calme vers six heures du matin.

Le 10 avril, à la visite du matin, réapparition de la contracture du cou; autres muscles dans le relâchement. 1 gramme de chloral. Un quart d'heure après, assoupissement. Muscles détachés. Vers trois heures, mieux marqué, grande envie de dormir.

Le soir, à six heures, léger assoupissement : 2 grammes de chloral. A une heure du matin, un peu d'excitation; mal de tête; un peu de roideur dans les muscles du cou : 2 grammes de chloral.

11 avril. Jusqu'à six heures du matin, la malade s'est parfaitement trouvée; depuis ce moment, elle est excitée, et a de temps à autre quelques accès de contracture : 2 grammes de chloral. Cessation presque immédiate de la roideur. Sommeil.

Le soir, 2 grammes de chloral; à minuit, 2 autres grammes. Nuit entièrement calme.

12 avril. A la visite, visage congestionné, bleuâtre. De temps en temps, accès de contracture : 2 grammes de chloral.

Comme la malade n'était pas allée à la garde-robe depuis son entrée, on lui donne trois lavements purgatifs énergiques. Elle les rend, sans effet. Le soir, autre lavement, également sans effet.

2 grammes de chloral. Sauf quelques accès, nuit calme.

13 avril. Purgatif drastique, sans effet. 2 grammes de chloral. Sommeil et calme presque aussitôt après. A une heure, un peu de contracture. 1 gramme de chloral. Dans la soirée, plusieurs accès. A six heures, 1 gramme de chloral.

A huit heures, violent accès. Sinapismes sur les membres inférieurs. Le visage se décongestionne, mais quelques instants plus tard, plusieurs autres accès.

A une heure du matin, 1 gramme de chloral, avec recommandation d'en donner 1 autre gramme s'il survient des accès.

Mort subite à trois heures du matin.

La veilleuse raconte la mort de la malade de la façon suivante : Depuis quelques instants, elle se plaignait de la tête, parlait et s'agitait. Elle ne se trouvait nullement congestionnée. Puis, tout à coup, elle ne dit plus rien : elle était morte.

OBSERVATION IX.

Tétanos traumatique à marche rapide. — Traitement par le chloral. — Mort.
(M. Lefort.)

J... (François), âgé de 34 ans, savetier, entre dans le service de M. Lefort salle Cochin, le 27 mars 1870.

Cet homme, dont la force et la constitution ne laissent rien à désirer, et qui ne présente, dans ses antécédents, ni épilepsie, ni autres maladies nerveuses, entre dans le service pour le traumatisme suivant :

La roue d'une voiture de place passant obliquement sur la face dorsale du pied droit, sectionna les tissus suivant une ligne qui, partant de l'espace qui sépare le gros orteil du second, se dirigeait en haut, en arrière et légèrement en dedans. Puis, le trait de section déviant en dedans, contourne la malléole interne et vient s'arrêter tout près du bord interne du tendon d'Achille.

Plaie fortement contuse. Tissus décollés ; le lambeau externe retombe, laissant à découvert tout le bord interne du squelette du pied.

Hémorrhagie en nappe par toute la surface des parties lésées. L'artère pédieuse est écrasée, mais la plantaire externe donne d'une façon inquiétante.

Comme l'hémorrhagie continue, bien qu'on exerce une forte pression, l'interne de garde fait d'abord la ligature de la tibiale postérieure à l'angle supérieur de la plaie, puis il y ajoute celle de la *tibiale antérieure*, un peu au-dessus de l'articulation tibio-tarsienne.

L'hémorrhagie s'arrête à la suite de ces deux ligatures. On applique le lambeau interne sur le pied et on le maintient par un nombre suffisant de bandelettes.

28 mars. Le gros orteil qui était froid, a repris un peu de chaleur, et les effets de l'hémorrhagie, pouls dicrote, pâleur, commencent à disparaître.

30 mars. Le gros orteil a perdu sa température, il devient noirâtre. Dégagement de gaz assez fétides. Écoulement de sang. L'épiderme est soulevé par du liquide et est enlevé presque d'une seule pièce. La gangrène des lambeaux est certaine, ainsi que celle du gros orteil.

1, 2 avril. L'état général paraît très-bon, appétit très-développé. Les tissus gangréneux se détachent. La plaie se couvre de bourgeons charnus de bonne nature. La suppuration s'établit et la ligne de séparation entre la partie mortifiée et les bourgeons charnus permet de reconnaître que, sauf le gros orteil et le premier métatarsien, on pourra conserver momentanément le reste du pied.

4 avril. Après la visite du matin, vers onze heures, le malade est pris de douleurs vagues du côté de la mâchoire inférieure. Il se plaint d'une certaine gêne pour ouvrir la bouche ; et le soir, à la visite, les symptômes sont assez prononcés pour qu'il n'y ait plus de doute. Le trismus, très-marqué, donne à la face son cachet spécial, et, par moments, crises de contracture dans les membres. — Chloral, 5 grammes.

5 avril. Malgré la dose de chloral, le malade a eu, au commencement de la nuit, plusieurs crises. Puis il est tombé dans un assoupissement dans lequel on le trouve encore ce matin, et avec l'apparition duquel a coïncidé la la cessation des crises de contracture.

Le trismus existe toujours. Quoique moins fort que la veille, il amène une gêne notable pour l'écartement des mâchoires, et se caractérise par une contracture toute particulière de l'orbiculaire des paupières, qui rétrécit notablement l'ouverture palpébrale.

On ne constate point de contracture manifeste des muscles des membres; peut-être un peu de roideur des masses lombaires. — 2 grammes de chloral. T. a., 39°,2; p., 97; insp. 28.

Soir. Trismus plus prononcé; contracture des muscles du cou et de la nuque, surtout du côté gauche; tête inclinée de côté et face tournée à droite.

On a observé dans la journée quelques crises de contractures dont une entre autres a été accompagnée de phénomènes respiratoires, qui ont fait craindre une asphyxie imminente. — T. a., 39°, 2; p., 102; — resp., 28. Chloral, 4 grammes pour la nuit.

6 avril. Sommeil toute la nuit, bien qu'il y ait eu quelques crises très-faibles. L'inclinaison latérale de la tête et la rotation de la face persistent. Sueurs profuses chaudes. — P., 120; t. r., 39°,5; insp., 34.

Chloral, 3 grammes, à prendre dans l'espace de 3 heures. A 1 heure le calme revint. Il est assoupi; il n'a point présenté depuis le matin de secousses convulsives; et lorsqu'on le réveille, le relâchement des muscles élévateurs de la mâchoire inférieure est tel que l'on peut introduire très-aisément l'indicateur entre les arcades dentaires.

Vers 3 heures, il cesse d'être assoupi, et la contracture des muscles faciaux se prononce de nouveau, surtout pour l'orbiculaire des paupières. On réitère la dose de chloral.

A 6 heures: P., 126; insp., 38; t. r., 40°, 2. — Le malade a sué abondamment toute l'après-midi. Il se trouve le soir, sous l'influence du chloral, aussi somnolent qu'après la première dose. Les phénomènes respiratoires accessoires paraissent, comme la toux et l'expectoration, un peu gênés. Cependant la contracture a complétement abandonné les muscles, et il peut ouvrir spontanément la bouche et largement écarter les mâchoires.

A 9 heures du soir, le malade s'est un peu affaibli. La sudation excessive a amené une soif très-marquée. Le pouls a perdu de sa force; il est devenu petit et très-fréquent. Les phénomènes de contracture ont disparu à peu près complétement.

On prescrit une dose de chloral pour la nuit; mais le malade succombe à minuit par suite de l'augmentation progressive de la gêne des fonctions respiratoires.

Autopsie faite le vendredi 8, à 9 heures du matin.

Examen du membre lésé. — Les ligatures jetées sur les tibiales antérieure et postérieure n'ont étreint que ces vaisseaux; les cordons nerveux qui les avoisinent sont trouvés intacts et ne présentent rien d'anormal. — On ne les poursuit pas jusque dans les points où se formait le tissu des bourgeons charnus marquant les limites entre les parties saines et les parties grangrenées

Cœur. — Plaque laiteuse sur la face antérieure. Volumineux, mou et en diastole. Caillots mous dans ses cavités. Le tissu du cœur est d'une consistance bien marquée.

Poumons. — Le droit présente le long du bord postérieur et à la partie inférieure un point de pneumonie. Une coupe faite dans ce noyau fait écouler de la sérosité; et, en pressant, on fait sortir de petits caillots. Emphysème autour de ce noyau et sur tout le bord antérieur.

Mucus rosé dans les bronches. Aucun caillot dans les grosses branches de l'artère pulmonaire.

Pour le gauche, congestion hypostatique en bas et en avant, et emphysème sur le bord antérieur. Rien dans le larynx.

Foie volumineux et congestionné. *Rate* petite et ratatinée.

Reins. Congestionnés; vaisseaux des pyramides surtout très-marqués. Dans la *vessie*, 300 grammes environ d'une urine claire.

Centres nerveux. *Cerveau.* — Pie-mère cérébrale injectée à peu près partout avec la même intensité. La substance grise périphérique présente une teinte hortensia qui permet de différencier, sur cette partie de circonvolution, trois couches très-marquées : une externe violacée, une moyenne de teinte rouillée, et une profonde teinte hortensia. Piqueté très-marqué de la substance blanche. Dans la substance grise, des corps striés et des couches optiques, congestion très-appréciable. Dans le *cervelet*, un peu de congestion des lamelles périphériques. Rien dans le corps rhomboïdal. Rien dans la protubérance ni dans le bulbe. Seulement la substance grise de ces organes est plus rosée que d'habitude, et cette teinte résiste au lavage.

La *moelle* ne présente rien d'anormal, si ce n'est un peu de dilatation de ses vaisseaux à la région lombaire et la même teinte rosée de sa substance grise.

OBSERVATION X.

Tétanos traumatique ayant duré trois jours et demi. — Écrasement d'orteils. — Traitement par le chloral. — Mort. — Autopsie. (Observation recueillie par M. Chrétien, interne du service.)

Eugène-Nicolas G...., modeleur, âgé de 27 ans, entre à l'Hôtel-Dieu le 19 avril 1870, salle Sainte-Marthe, n° 49, dans le service de M. Laugier.

Le malade a reçu la veille une violente contusion du pied gauche, due à la chute d'une barre de fer. Le quatrième orteil et les parties voisines du troisième et du cinquième sont violemment contus et insensibles; pas de fracture. La contusion a également produit, au niveau de la partie antérieure du premier espace intermitatarsien, une plaie n'intéressant que la peau parallèle à l'axe du pied, et qu'on dirait, pour sa régularité, faite avec un instrument tranchant. Pas d'hémorrhagie; peu de douleur; quelques crampes dans les muscles de la jambe et du pied.

Traitement : cataplasme ; repos.

21 avril. — Mortification du quatrième orteil, et des parties voisines du troisième et du cinquième qui prennent l'aspect de gangrène sèche.

27 avril.— A la visite du soir, le malade se plaint d'une gêne de la mastication. On constate une rigidité de la mâchoire inférieure permettant au plus un écartement de un centimètre.

28 avril (matin). — Même trismus. Point douloureux siégeant à la partie latérale gauche de l'épigastre. Peau moite ; calorique 37° ; pouls 96.

Soir, 6 heures. — Même trismus. Contracture violente des muscles abdominaux. Ils sont le siége d'une douleur modérée, devenant très-vive lorsque, par moments, la contracture s'exagère ; miction facile, gêne de la respiration lors des crises ; on peut les provoquer en découvrant ou en pinçant le malade. On observe, à un égal degré, sur les deux membres inférieurs, les phénomènes suivants : la sensibilité, au contact, n'est pas altérée ; la sensibilité, au froid est très-exagérée. Des piqûres d'épingle très-légères, des pincements légers provoquent une sensation très-douloureuse, accompagnée de mouvements réflexes immédiats, saccadés, limités aux membres inférieurs, et comparables à ceux qu'on obtient chez un animal sous l'influence de la strychnine. La piqûre et le pincement des autres parties du corps ne produisent pas de phénomènes analogues. Pas de rachialgie ; pas de douleur à la compression des nerfs du membre lésé. Pupilles dilatées. Transpiration. T., 38° 2. P., 100.

Traitement : couvrir le malade de duvet ; boissons sudorifiques ; frictions avec la pommade belladonée sur les muscles contracturés ; 4 grammes de chloral en potion.

28 avril (minuit). — Même état. Depuis l'administration du chloral, les mouvements réflexes des membres inférieurs ne se produisent plus après leur excitation, bien que l'hyperesthésie signalée plus haut persiste.

Chloral, 2 grammes.

Donc, le 28, le malade a pris en tout 6 grammes de chloral.

29 avril (matin). La contracture reste limitée aux muscles primitivement envahis. Insomnie malgré l'administration du chloral ; crises assez fréquentes. Transpiration. T., 38° 1. P., 112.

Traitement : julep avec 4 grammes de chloral. Injection hypodermique de 1 centigramme, de chlorhydrate de morphine. Onctions belladonées. Sudorifiques.

29 avril (six heures). — Le malade accuse un grand mieux ; les crises ont diminué en nombre, en durée et en intensité. Le trismus reste le même ; roideur moindre des parois abdominales. Nous avions vu hier soir qu'après l'administration du chloral, les mouvements réflexes des membres inférieurs avaient disparu, l'hyperesthésie persistant : cette dernière très-diminuée ce matin, a disparu ce soir. Le malade a pris volontiers plusieurs bouillons et du vin. T., 38°, 8. P., 124.

Chloral, 2 grammes. Injection de 1 centigramme de chlorhydrate de morphine.

30 Avril (matin). Les crises ont reparu dans la seconde moitié de la nuit et continuent ce matin. Parois abdominales tendues. Pas de dysphagie ni de dysurie. T. 38°,3. P. 120.

Chloral, 4 grammes. — Injection de 2 centigrammes de chlorhydrate de morphine.

Soir, 6 heures. — Crises fréquentes. Faiblesse grande. Dysphagie. Pouls plein, mais dépressible et inégal. T. 39°,2. P. 164.

Chloral, 4 grammes. Injection de 2 centigrammes de chlorhydrate de morphine.

Minuit. — Sommeil assez calme. — Le malade a donc pris en tout 8 grammes de chloral, 4 centigrammes de chlorhydrate de morphine.

1er Mai (matin). Nuit calme. Intégrité des facultés intellectuelles, pas de somnolence, mais affaiblissement considérable, facies abattu, narines pulvérulentes. La respiration n'a pas cessé d'être facile; contracture des muscles abdominaux disparue presque complétement. Dysphagie. Pouls plein, mais dépressible, inégal, avec une intermittence chaque dix pulsations. — T. 38°,9. P. 192. — Alimentation au jus de viande, vin de Bagnols. Pas de chloral ni d'injection hypodermique.

Le malade meurt à 3 heures de l'après-midi; la mort est subite, au moment où il buvait.

Autopsie. — Rigidité cadavérique intense, limitée exclusivement aux deux membres inférieurs seuls. Encéphale, bulbe, rien. Système veineux du canal rachidien gorgé de sang noirâtre.

Moelle : pas de ramollissement, mais congestion remarquable de ses vaisseaux superficiels et profonds, surtout dans sa partie inférieure. Les branches terminales des nerfs saphène externe et musculo-cutané ne présentent aucune lésion.

Appareil digestif : rien. Cœur : ventricules complétement vides; les deux oreillettes sont gorgées de caillots noirâtres. Rupture des deux muscles droits de l'abdomen, un peu au-dessous de l'ombilic : la rupture a une forme angulaire, à sommet regardant en haut; les bords en sont inégalement déchirés et séparés par du sang en partie coagulé. Pas d'altération musculaire à l'œil nu.

OBSERVATION XI.

Tétanos traumatique. (Observation recueillie par M. D. Mollière, interne des hôpitaux
de Lyon.)

La nommée Anastasie Delay, religieuse, âgée de trente-six ans, entre, le
2 février 1870, au n° 10 de la salle Sainte-Philomène (hospice de Chaseaux).
n° 50.

Le mal qui l'amène est une carie du calcaneum dont le début remonte à
deux ans. La marche est devenue impossible depuis trois mois. On trouve
sur la partie externe du pied gauche trois orifices fistuleux donnant un pus
abondant. Le stylet arrive sur une surface dénudée. L'état général est assez
satisfaisant, mais la malade est triste, elle se considère comme un être à
charge à sa communauté.

Le 19 mars, opération. Anesthésie par l'éther. Incisions. — On enlève, à
l'aide de la gouge et du marteau, la moitié externe de l'os. — Cautérisation
au fer rouge. Pansement à l'eau de Pagliari.

Tout se passe avec une parfaite simplicité jusqu'au 30 mars. La température prise de temps à autre dépasse à peine 37° pendant ces dix jours ; les
escharres se détachent et la plaie se couvre de bourgeons charnus de bonne
nature. Le 30, au matin, la malade accuse de la dysphagie ; depuis hier au
soir, de la roideur dans les mâchoires. — P. 120, T. a. 38°. — Pas de douleurs locales. Soir, id. P. 120. T. a. 38°.

31 Mars. Trismus plus marqué, pas de douleurs locales. Un ganglion en-
gorgé dans le pli de l'aine ; douleurs dans les muscles de la masse sacro-
lombaire. P. 120. T. a. 37° 4/5.

Soir. Douleurs avec élancements dans la jambe opérée, mais aucune lo-
calisation précise. P. 112. T. a. 37° 4/5.

1er Avril. Trismus très-serré. La malade ne peut même pas montrer la
pointe de la langue ; elle ne boit qu'avec une extrême difficulté. Les mouvements des muscles de la nuque sont très-douloureux. Du côté du membre inférieur on ne trouve que des élancements douloureux qui n'ont pas de siége
précis. — 3 grammes de chloral. P. 104. T. a. 37° 4/5.

Soir, id. P. 104. T. a. 38°.

2 Avril. Presque pas de crampes cette nuit. Le trismus est un peu moins
serré. La malade peut engager entre ses dents la pointe de sa langue. 4 gr.
chloral. — P. 120. T. a. 38° 3/5.

Soir, même état. P. 112. T. a. 38°.

3 Avril. Même état. Mêmes prescriptions. P. 112. T. a. 38° 4/5.

Soir. Trismus toujours très-accentué. Quelques douleurs dans le membre opéré, mais qu'on ne provoque pas par la palpation. Roideur dans les muscles de l'abdomen. P. 138. T. a. 38°.

4 Avril. La malade n'a presque pas dormi cette nuit; le trismus est un peu moins serré qu'hier au soir. P. 122°, T. a. 38° 2/5.

Soir, même état. Muscles des paroies abdominales très-contractés et douloureux. Rien à l'auscultation. P. 125. T. a. 38° 2/5.

5 Avril. Les crampes sont toujours les mêmes. P. 109, T. a. 38° 2/5.

Soir, *id.* Même dose de chloral. P. 100. T. a. 38°.

6 Avril. Les crampes sont beaucoup plus fréquentes; elles se font sentir dans les muscles du côté opposé, mais les muscles des gouttières sont moins douloureux. P. 120. T. a. 38° 3/5.

Soir, *id.* Le groupe des adducteurs est dur et douloureux. P. 120. T. a. 38° 4/5.

7 avril. *Id.* 6 gr. chloral. P. 120, T. a. 39°.

Soir. Juisqu'ici la malade avait pris assez peu régulièrement sa potion de chloral. Mais depuis ce matin elle en a absorbé 4 gr. Pendant toute la journée, somnolence; le trismus est beaucoup moins accentué. Les crampes, toujours très-fréquentes, sont moins douloureuses et reviennent moins souvent quand les jambes sont demi-fléchies. L'air expiré a une forte odeur de chloroforme. P. 112. T. a. 38° 1/5.

8 Avril. Sommeil profond pendant toute la nuit. La roideur de la nuque a disparu. Les mâchoires s'é artent assez pour admettre facilement l'index. Les crampes sont moins douloureuses. P. 130. T. a. 38° 3/5.

Soir. Les mâchoires s'écartent assez pour admettre deux doigts. Les muscles de l'abdomen, quoique douloureux à la palpation, ne sont plus contracturés. Les mouvements du cou sont parfaitement libres. P. 130. T. a. 38°.

9 Avril. Résolution complète. L'air expiré a une forte odeur de chloroforme. La malade semble être sous l'influence de l'anesthésie. La bouche s'ouvre largement. Il n'y a plus de crampes, presque plus de roideur dans la région vertébrale. P. 138. T. a. 38° 3/5.

Soir. État comateux. P. 140. T. a. 38° 2/5. Infusion de café.

10 Avril. Râles sous-crépitants dans toute l'étendue du poumon droit. Dyspnée extrême. Collapsus absolu. Les pupilles ont cependant conservé toute leur mobilité. P. 160. T. a. 40° 3/5.

Soir. P. 160. T. a. 41° 2/5. — Mort à quatre heures.

On n'a pu pratiquer que l'autopsie partielle. Elle a montré que le reste du calcaneum était sain, une zone d'ostéite d'un centimètre de profondeur environ formait le fond de la plaie. Une membrane granuleuse de bonne nature entourait les lambeaux et commençait déjà à adhérer vers les bords avec des bourgeons développés aux dépens de l'os cautérisé. Vers la partie supérieure de la plaie il y a une épaisseur de tissu cicatriciel assez marquée, dans laquelle on voit s'engager le tronc du nerf saphène sectionné. Les extrémités de ce tronc nerveux sont directement en rapport avec la membrane granuleuse de la plaie, dans laquelle viennent se perdre les extrémités de ses tubes sectionnés. Il y avait donc deux sources d'excitation continue sur ce tronc nerveux : la cicatrice, d'une part ; d'une autre, les bourgeons charnus qui se développaient à ses dépens et qui étaient chaque jour plus ou moins excités pendant les pansements.

Quel a été le point de départ des accidents tétaniques dans le cas dont il s'agit ? Il semble tout naturel de les attribuer à la lésion du saphène qui vient d'être décrite. Tout, en effet, vient légitimer cette hypothèse, et le début du tétanos, au moment même où, les escharres tombées, la membrane granuleuse bourgeonnait activement, tandis que les lambeaux se rétractaient, vient à l'appui de cette opinion. Quant à la cause de la mort, il est difficile de la préciser. Est-ce le tétanos ? Cette opinion semble peu probable, car les spasmes avaient cessé, la roideur des mâchoires avait disparu, les mouvements de la nuque s'exécutaient librement. Est-ce le chloral ? Est-ce une complication pulmonaire ? Il est difficile de trancher la question, mais l'élévation brusque de la température semble plaider en faveur de cette dernière opinion,

OBSERVATION XII.

Tétanos traumatique. — Traitement par le chloral à haute dose et les bains prolongés et répétés. — Mort le quatrième jour. (Observation recueillie par M. Taurin, interne des hôpitaux.)

Dupanloup, Jean, âgé de 33 ans, tonnelier, entré le 1er juillet 1870 à l'hôpital Lariboisière, service de M. Cusco, salle St-Napoléon, n° 14. — Atteint d'une double fracture de l'extrémité inférieure du radius. Fracture simple à droite. — A gauche, plaie à la partie antérieure du poignet, petite et superficielle. — Gonflement œdémateux. — Bandage contentif modérément serré, avec deux attelles, antérieure et postérieure. Ce bandage fut renouvelé tous les jours à gauche ; à cause de la petite plaie qui existait de ce côté.

Le malade est robuste et d'un tempérament sanguin. Il est inquiet et tourmenté ; parce que, dit-il, il a laissé sa femme en couches. Cependant, il va assez bien, se lève et ne présente rien de particulier. Il accuse toutefois, du côté gauche, une douleur vive qu'on a essayé de calmer par quelques cataplasmes placés au-dessous des bandes.

8 juillet. A la visite du matin, difficulté à ouvrir la bouche. Douleur vague dans les deux joues et derrière le cou. Les fenêtres de la salle sont ouvertes ; le malade dit pourtant n'avoir point ressenti de froid. — Pendant la journée, il s'enveloppe la face et le cou avec de la ouate et continue de se promener comme d'ordinaire. — Bon appétit. — Il est obligé

de réduire ses aliments en petits morceaux pour les introduire dans sa bouche ; il avale encore bien.

Soir. L'état est à peu près le même. — Trismus un peu plus marqué. On peut encore introduire le medius entre les arcades dentaires. Déglutition moins facile. P., 72. La nuit du 8 au 9 est assez calme.

9 juillet. Visite du matin. — Trismus très-prononcé ; impossibilité de desserrer les dents ; la parole est plus gênée qu'hier. — Roideur et douleur vague de tension dans la région cervicale postérieure et dans la région dorsale. Rien dans la région lombaire. Le malade raconte que dès avant-hier il avait eu, exclusivement dans le bras gauche, une espèce d'agacement sans douleur bien précise, des fourmillements analogues à ceux que l'on ressent quand on a le bras engourdi. Encore un peu de gonflement œdémateux au niveau du poignet gauche ; plaie belle et presque cicatrisée. Spasme plus considérable des muscles de la déglutition. P. 72. — Grands bains prolongés. — 4 centig. d'extrait gommeux d'opium.

Soir. A 5 heures, le malade sort de son premier bain où il est resté 5 heures ; trismus un peu moins prononcé ; difficulté d'avaler moins grande ; douleur de la région cervico-dorsale plus intense ; léger opisthotonos, sueurs très-abondantes et généralisées. Une demi-heure après la sortie du bain, 96 pulsations ; respiration plus fréquente, mais régulière. Le malade n'a encore pris qu'une cuillerée de sa potion ; il en prend une seconde.

10 juillet. Visite du matin. — La nuit a été agitée. Sueurs très-abondantes ; opisthotonos et trismus très-prononcés. Constriction pharyngée plus grande. P. 108.

Bains prolongés — 3 grammes de chloral en potion.

Soir. A 4 h. 1/2, le malade a pris toute la potion du matin ; il a été à peine calmé. Il n'a eu qu'un assoupissement de peu de durée. Il a pris un bain de trois heures. L'opisthotonos tend à envahir la partie inférieure de la région dorsale. P. 112. — Respiration fréquente, mais régulière.

8 grammes de chloral.

11 juillet. Visite du matin. — Le malade a dormi une heure et demie la nuit dernière ; le reste de la nuit a été très-agité. Il raconte qu'il était agacé par tout le corps et que, dans le dos, les jambes et les bras, il lui passait comme des coups de foudre. La contracture a envahi la région lombaire. Il est actuellement au bain où l'on a eu, paraît-il, de la difficulté à le transporter à cause de son opisthotonos. Il a l'immobilité d'une tige rigide ; posé sur les pieds, il y reste droit comme un I, mais ne peut rester dans cette position sans être soutenu. Depuis son entrée dans le bain, il dit que les secousses qu'il ressentait auparavant ont diminué. — P., 120.

8 grammes de chloral.

Soir. A la sortie du bain, véritables convulsions cloniques ; le malade se soulève tout d'un coup dans son lit, le corps décrit un arc de cercle, la tête et les pieds portent seuls sur le lit; cette position dure deux secondes, elle se répète toutes les minutes pendant dix secondes. Une période de calme de cinq minutes permet au malade de se reposer; de nouvelles convulsions cloniques surviennent et ainsi de suite. Le malade prend un second bain de cinq heures, à la suite duquel les convulsions cloniques paraissent augmenter d'intensité et de fréquence. — Sueurs excessives. P. 128.

8 grammes de chloral.

12 juillet. Visite du matin. — Un peu de calme. — Nuit sans sommeil. — Convulsions un peu moins fréquentes. — Placé de bonne heure dans un bain, il a été pris au moment où on l'y a mis de convulsions encore plus fortes. — Le bain ne dure que trois heures. Son corps est toujours rigide.— Convulsions répétées à la sortie du bain, au moment où on l'essuie. Suivant l'indication de M. Verneuil, le malade est placé de suite dans une gouttière de Bonnet, soigneusement garnie de ouate.—Aussitôt installé dans l'appareil, il est pris de convulsions assez intenses. Un quart d'heure après, elles avaient diminué de fréquence, en gardant toutefois la même intensité. Il faut signaler ici un fait assez curieux : en saisissant le gros orteil au moment des fortes crises et en le portant dans la flexion subite, on arrête immédiatement l'accès convulsif pris au début.

Sueurs, convulsions cloniques généralisées, dans le tronc, les jambes, les bras. La respiration n'est interrompue qu'au moment des convulsions. Des tracés sphygmographiques pris à ce moment indiquent une légère irrégularité dans les mouvements respiratoires qui atteignent le chiffre de 36 par minutes. — P., 136. T. a , 39°, 2.

Chloral, 12 grammes. — Injections de chlorhydrate de morphine au niveau des points douloureux.

A midi et demi le malade est pris de spasmes violents et douloureux. — Intelligence intacte. Il est inquiet. — Dyspnée intense ; on essaye d'appliquer des ventouses sèches ; à peine avait-on commencé que le patient succombe (une heure après-midi). Il n'avait pu prendre que deux cuillerées de sa potion ; on avait fait deux injections de chlorhydrate de morphine, de chacune 4 centigrammes.

OBSERVATION XIII.

Tétanos traumatique. — Traitement par le chloral. (Observation communiquée par M. Hervey, interne des hôpitaux.)

Le 1ᵉʳ juillet 1870 est entré à l'hôpital Saint-Louis, dans le service de M. Alph. Guérin, le nommé Brulé Julien, jardinier à Saint-Mandé, âgé de quarante-quatre ans.

Il se plaint de ne pouvoir écarter les mâchoires, ce qui l'empêche de manger : il ne peut, en effet, donner aux deux mâchoires un écartement de plus d'un centimètre. Pas de douleur au niveau des condyles. Ces phénomènes sont survenus progressivement depuis neuf jours environ ; depuis le 27 juin, douleur dans les reins, en ceinture, qui a fini par envahir tout le rachis.

Il serre également bien avec les deux mains ; il peut mouvoir facilement ses membres inférieurs. Le malade est cagneux.

Il ne sait à quelle cause attribuer sa maladie ; il n'a pas de douleurs de dents, n'a pas eu froid. Après l'avoir interrogé scrupuleusement, on finit, malgré ses dénégations, par découvrir au talon gauche une petite plaie. Interrogé sur l'origine de cette blessure, il raconte que le 15 juin, en arrosant, il s'est piqué avec un fragment d'os ; il ne s'en est pas inquiété. Cette plaie est encore sensible à la pression, et rendait par moments la marche pénible. — Adénite inguinale ancienne, non douloureuse.

2 juillet. — Muscles de la masse sacro-lombaire très-tendus ; opisthotonos marqué. Quand on touche le malade à ce niveau, on provoque des élancements douloureux et des contractions dans les muscles abdominaux. Rien aux membres ; pas de gêne respiratoire. 4 grammes de chloral en potion.

4 juillet. — P., 84. T. a., 37°,2. — Chloral, 8 grammes.

5 juillet. — P., 82. T. a., 37°,4. — Chloral, 8 grammes.

9 juillet. — P., 84. T. a., 37°,6. — Chloral, 8 grammes.

10 juillet. — Chloral, 10 grammes.

11 juillet. — P., 72. — Le malade ouvre un peu mieux la bouche, mais l'opisthotonos persiste avec les mêmes élancements douloureux et des contractions toniques dans les muscles abdominaux.

12 juillet. — P., 72. — Soir. P., 68.

13 juillet. — T. a., 36°,8.

14 juillet, soir. — P., 72. Le malade se plaint de céphalalgie et de diarrhée ; il ouvre bien la bouche et on peut lui introduire deux doigts entre les arcades dentaires. La rachialgie est moindre.

16 juillet. — Amélioration très-notable ; contracture des muscles du dos à peine appréciable ; le malade ouvre bien la bouche. — Chloral, 8 grammes.

17 juillet. — Céphalalgie persistante.

18 juillet. — Mâchoires plus serrées ; muscles du dos tendus ; l'opisthotonos a reparu ; vives douleurs dans la nuit, élancements dans les reins. Chloral, 10 grammes.

19 juillet. — Le malade ouvre mieux la bouche ; en passant la main sous les reins et le dos, on voit que le malade repose totalement sur le plan du lit ; mais aussitôt il se plaint d'une vive douleur, la contracture apparaît dans les muscles sacro-lombaires et abdominaux ; l'opisthotonos s'est reproduit après cette exploration. Chloral, 10 grammes.

20 juillet. — Diminution du trismus, plus de contracture dans les mus-

cles sacro-lombaires et abdominaux. — Plus d'opisthotonos. — Chloral, 10 grammes.

21 juillet. — Même état. — Chloral, 10 grammes.

22 et 23 juillet. — Même état. — Chloral, 10 grammes.

24 juillet. — Les spasmes ont complétement disparu; toutefois, le malade ne peut se tenir debout.

OBSERVATION XIV.

Tétanos traité par le chloral. (Observation recueillie dans le service de M. Verneuil.)

Clarinval, Victor, charpentier, âgé de cinquante-six ans, entre le 16 juillet à la salle Saint-Augustin, n° 29. Cet homme, d'une bonne santé antérieure, est vigoureux. — Le 14 juillet, en portant une pièce de bois avec des camarades, il fit un grand effort pour la maintenir au moment de la poser par terre. Il ressentit alors une douleur vive dans les aines et dans les cuisses, qui l'obligea à se coucher par terre; on dut le relever et le soutenir pour le faire marcher. Rentré chez lui, il se coucha; le reste de la soirée et pendant la nuit, les douleurs dans l'aine et dans les cuisses revinrent par accès, s'irradiant dans les jambes qui se fléchirent sur les cuisses; elles arrachaient des cris au malade. Cet état se maintint le 15 et le 16. Dans la soirée du 16, apparut le trismus; le malade fut alors transporté à l'hôpital.

Le 17 juillet, à la visite, face en sueur, congestionnée, douleur, roideur dans les côtés de la face; les arcades dentaires ne s'écartent que de 7 à 8 millimètres; douleur dans le cou sans roideur; muscles des jambes, des cuisses, de la paroi abdominale rigides, durs. De temps en temps, spasmes dans les extenseurs, plus marqués dans les membres inférieurs que dans les épaules et le cou. Accès revenant à intervalles variables, et durant cinq à six minutes. Jambes froides, violacées, livides.

On ne trouve pas de plaie, pas de traces de contusion, pas d'ecchymoses; le malade n'a pas éprouvé de refroidissement. On en est réduit, pour expliquer le tétanos, à supposer une rupture musculaire. Quand on découvre le malade, le frôlement des draps détermine des contractions réflexes.

On prescrit le chloral à doses répétées de 1^{gr},50 environ, jusqu'à sommeil.

Première dose, à onze heures. — Pas d'effet appréciable.

Deuxième dose, à midi. — Dix minutes après, moins de douleurs; le malade ouvre mieux la bouche.

Troisième dose à midi et demi; le malade dort jusqu'à trois heures et demie.

Quelques spasmes de temps en temps. On fait alors manger le malade et on lui administre une quatrième dose de chloral; sommeil. — Dans la journée et dans la nuit, on donne en tout 12 grammes de chloral. — Sueurs profuses. — Matin. T. a., 38⁰. Soir. T. a., 37⁰,5.

18 juillet. — Le malade n'a pas uriné depuis hier soir ; cathétérisme. La bouche s'ouvre mieux : un centimètre et demi environ. — Les membres inférieurs sont beaucoup plus libres ; le gauche présente encore un peu de douleur et de roideur, mais le droit exécute tous les mouvements normalement. — Un peu de contracture de la paroi abdominale au niveau des muscles droits. — Un peu de douleur dans les masséters ; soif vive.

Matin. T. a., 38⁰,4. Soir. T. a., 38⁰,2. Sueurs moindres. Le malade a pris douze grammes de chloral dans la journée.

19 juillet. — Pendant la nuit, le malade a eu du délire et de l'agitation, qui ont nécessité l'emploi de la camisole de force. On apprend qu'il a des habitudes d'alcoolisme, ce qui pourrait faire croire à une complication de *delirium tremens*. A la visite, le malade est plus calme ; la rétention d'urine a cessé. Le cou et les membres inférieurs sont tout à fait libres ; la paroi abdominale est encore un peu contracturée. Les arcades dentaires s'écartent d'environ deux centimètres. Matin. T. a., 38⁰,2.

Le malade n'a pris que 4 grammes de chloral, environ.

20 juillet. — Même degré de trismus. Roideur des membres inférieurs —Tension des muscles abdominaux. — Plus d'accès convulsifs.

Matin. T. a., 37⁰ 8. — Soir. T. a., 38⁰ 2. — Le malade a pris un lavement purgatif et environ 8 grammes de chloral.

21 juillet. — Même état. — On prescrit au malade une purgation de calomel et jalap. Matin. T. a., 38⁰ 4. Soir. T. a., 37⁰ 9. — Le malade a pris dans la journée 9 grammes de chloral.

22 juillet. — Le trismus a augmenté, 1 centimètre d'écartement, seulement, entre les arcades dentaires. — Contracture des adducteurs. Tension des muscles abdominaux, le malade est toujours constipé ; on prescrit 2 gouttes d'huile de Craton. — Matin. T. a., 38⁰ 3. — Soir. 38⁰ 4. — Le malade prend dans sa journée 8 grammes de chloral.

23 juillet. — Même état. — Matin. T. a., 38⁰ 2. — Soir. 38⁰ 4. — Le malade a pris 6 grammes de chloral.

24 juillet. — Le trismus a diminué. — Le malade ouvre la bouche assez facilement. — Diminution de la contracture dans les adducteurs et les muscles des parois abdominales. Rien dans les muscles des gouttières vertébrales. — Le malade se plaint seulement d'une douleur dans les aines. — Matin. T. a., 38⁰ 2.

CONCLUSIONS.

1° Les spasmes tétaniques sont des phénomènes réflexes.

2° Ils ont toujours leur point de départ dans une excitation des nerfs sensitifs, qui détermine une exagération du pouvoir excito-moteur de la moelle.

3° L'exagération du pouvoir excito-moteur de la moelle favorise à son tour et entretient les spasmes réflexes.

4° L'excitation prolongée de la substance grise détermine une congestion qui peut donner naissance à différentes lésions inflammatoires.

5° Les lésions médullaires, dans le tétanos, sont donc des altérations secondaires.

6° Le chloral abolit la sensibilité réflexe; il agit sur les cellules nerveuses de la moelle, dont il diminue l'excitabilité; il est l'agent le plus puissant de la résolution musculaire.

7° Son emploi est donc nettement indiqué dans le tétanos, et les faits cliniques tendent à prouver son efficacité.

INDEX BIBLIOGRAPHIQUE.

1. BÉCLARD. Traité élémentaire de physiologie. Paris, 1870.

2. VULPIAN. Leçons sur la physiologie générale et comparée du système nerveux. Paris, 1866.

3. LEGALLOIS. — Œuvres complètes, t. I.

4. LONGET. Traité de physiologie, t. III. Paris, 1869.

5. CL. BERNARD. Des tissus vivants.

6. FLOURENS. Recherches sur les propriétés et les fonctions du système nerveux. Paris, 1842.

7. HÉNOCQUE. Du mode de distribution et de la terminaison des nerfs dans les muscles lisses (Archives de physiologie, mai-juin 1870).

8. SETCHENOW. Physiologishe studien uber die Hemmungsmechanismen, etc., Berlin, 1863.

9. BROWN-SÉQUARD. Journal de physiologie.

10. CL. BERNARD. Leçons sur les substances toxiques.

11. MARTIN MAGRON. De l'action physiologique du *curare* à propos des discussions sur le traitement du tétanos par ce poison. Journ. de phys. de Brown-Séquard. p. 647. — MARTIN MAGRON et BUISSON. Action comparée de l'extrait de noix vomique et du curare sur l'économie animale, id., p. 473 et 584.

12. HIPPOCRATE. Œuvres complètes. Trad. Littré. Paris, 1839.

13. CELSE. De re medica.

14. ARÉTÉE. De causis et signis acutorum morborum. lib. IV, sect. III.

15. AMBROISE PARÉ. Œuvres complètes. — Édition Malgaigne. Paris, 1840.

16. TRNKA DE KR'ZOWITZ. Commentarius de tetano, Vindebonæ, 1777.

17. HEURTELOUP. Précis du tétanos des adultes. Paris, 1793.

18. FOURNIER-PESCAY. Du tétanos traumatique. Bruxelles, 1803.

19. ROSE. Handbuch der allgemeinen und speciellen chirurgie. — Erlangen, 1870.

20. MONOD. Bulletin de la société anatomique.

21. LARREY. Clinique chirurgicale.

22. LOCKHART-CLARKE. On the pathology of tetanus. The lancet, 1864.

23. Jaccond. Pathologie interne. Paris, 1870.

24. Broca. Gazette des hôpitaux, 19-21 avril 1870.

25. Blizard-Curling. A treatise on tetanus. — London, 1836.

26. Nélaton. Éléments de pathologie chirurgicale.

27. Lepelletier. Revue médicale, IV. 1827.

28. Swan. — Traité des maladies et des blessures des nerfs. Analyse dans les archives de médecine. 1837.

29. Verneuil. Gazette des hôpitaux.

30. Billroth. Éléments de pathologie chirurgicale générale. Trad. de Culmann et Singel. Paris, 1868.

31. Mirbeck. Thèse de doctorat. Strasbourg, 1862.

32. Arloing et Tripier. Recherches expérimentales et cliniques sur la pathogénie et le traitement du tétanos. — Arch. de phys. mars-avril 1870. —

33. Brown-Séquard. Gazette des hôpitaux, 19-21 juin 1870.

34. Larrey. Relation historique et chirurgicale de l'armée d'Orient en Égypte et en Syrie. Paris, 1803.

35. Dupuytren. Clinique chirurgicale. Paris, 1832.

36. Gimelle. Du tétanos. Paris, 1856.

37. Létiévant. Lyon médical, 8 et 22 mai 1870.

38. Bajon. Mémoire pour servir à l'histoire de Cayenne et de la Guyane française. Paris, 1778.

39. Bouchut. Traité des maladies des nouveau-nés. Paris, 1867.

40. Archives de médecine, 1838. — Analyse du mémoire de Blizard-Curling.

41. Valentin. Coup d'œil sur les différents modes de traiter le tétanos en Amérique. Paris, 1811.

42. Jules Roux. De l'amputation et de l'éthérisme dans le tétanos traumatique. (Union médicale, 1848, p. 336.)

43. Follin. Traité élémentaire de pathologie externe.

44. Trousseau et Pidoux. Traité de thérapeutique et de matière médicale. Paris, 1869.

45. Wurtz. Leçons élémentaires de chimie moderne. Paris, 1867-1868.

46. Oscar Liebreich. — L'hydrate de chloral. Trad. par Isidore Lavaillant.

47. Personne. Archives de médecine. Janv. 1870.

48. The british medical journal, 2 avril 1870. — Obs. de MM. Waren Tay et Denton.

49. The lancet, juin 1870. — Obs. du Dr Ballantyne.

50. Lyon médical, 3 juillet 1870. — Obs. de M. Mollière.